T⁶c
17

TOPOGRAPHIE

STATISTIQUE et MÉDICALE

DE LA VILLE ET CANTON

DU VIGAN,

CHEF-LIEU D'ARRONDISSEMENT DU DÉPARTEMENT DU GARD;

PAR

FRANÇOIS-ALEXANDRE ROUGER,

Docteur en Médecine de l'ancienne Université de Montpellier ; Associé de l'Académie royale de Nismes ; de la Société de Médecine de Marseille ; Médecin de l'Hospice et du Bureau de Bienfaisance du Vigan.

« La stérilité des terres rend les hommes
« industrieux, sobres, endurcis au travail,
« courageux, propres à la guerre ; il faut
« bien qu'ils se procurent ce que le terrain
« leur refuse. »
MONTESQUIEU, *Esprit des lois*,
liv. XVIII, chap. IV.

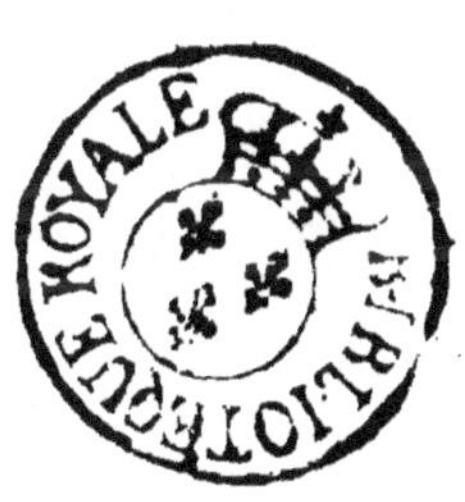

A MONTPELLIER,

De l'Imprimerie de JEAN MARTEL AÎNÉ, près
la Préfecture, n.º 62.

1819.

TOPOGRAPHIE

STATISTIQUE ᴇᴛ MÉDICALE

DE LA VILLE ET CANTON

DU VIGAN,

CHEF-LIEU D'ARRONDISSEMENT DU DÉPARTEMENT DU GARD.

PREMIÈRE PARTIE.

CHAPITRE I.er

LA ville du Vigan, chef-lieu d'arrondissement, située dans la partie Ouest du département du Gard, est à 43^d· $59'$ $22''$ de latitude; à 1^d· $15'$ $6''$ Est de longitude, et son élévation au-dessus du niveau de la Méditerranée, prise sur la place dite *le Quai*, conclue de plusieurs observations correspondantes faites au milieu du jour par M. Dhombres-Firmas, d'Alais, est de 212^m· 70; en nombre rond, 109 toises (A).

(A) Voyez le Tableau du nivellement barométrique du département du Gard, par M. Dhombres-Firmas, d'Alais, pag. 112.

Cette ville réunit à l'aspect le plus agréable la plus grande salubrité; elle est bien bâtie; on y voit de très-belles maisons; les rues sont régulières; la place improprement dite *le Quai*, la châtaigneraie et le plan d'Auvergne, sont des promenades fréquentées.

L'Araur ou Arauris, nom que Ptolomée donna à l'Éraut, et que les actes les plus anciens ont conservé à la rivière dite d'*Arre*, a son cours devant le Vigan du S. S. O. au N. N. E., et à l'extrémité de la ville à l'E. N. E.

C'est au Sud-quart-Sud-Ouest, cinq degrés Ouest et à cinq cent cinquante mètres ou deux cent quatre-vingt-trois toises de l'extrémité méridionale du Vigan, que sourd, du pied de la montagne de l'Espérou, la célèbre fontaine d'*Isis*, nom que lui donnèrent les prêtresses du temple élevé à Nismes en l'honneur d'*Osiris* et d'*Isis*, divinités qui, chez les Égyptiens, étaient le symbole du soleil et de la terre, dont le fondateur de Nismes prétendait tirer son origine,

---

de la Notice des travaux de l'Académie du Gard, pendant l'année 1810.

Ce tableau n'est que le commencement d'un travail plus étendu sur toute la chaine des Cévennes, entrepris par ce célèbre physicien, que les circonstances ont interrompu, auquel il emploie des instrumens portés à perfection, la méthode de M. Ramond pour ses observations et pour ses calculs, dont les résultats ont mérité le suffrage des savans et la croix de la légion d'honneur dont Louis XVIII l'a décoré.

et auxquelles il avait consacré ce temple, qui le fut à Diane, lorsque les Phocéens, qui de Marseille vinrent s'établir à Nismes, eurent fait connaître aux premiers habitans de cette dernière ville la langue et les divinités grecques, ce qui ne changea rien à l'objet de leur culte, puisque, chez les Égyptiens, Isis représentait la terre, que les Grecs invoquaient sous le nom de Diane.

C'est dans les eaux de cette source sacrée que les prêtresses de ce temple venaient se purifier toutes les années, et allaient ensuite cueillir des simples à l'*hort dé Diôu* (hortus Dei), situé sur la montagne de l'Aigoual, un peu au-dessus du hameau de Malet.

L'eau de la fontaine d'Isis , dénomination que les actes de l'antiquité la plus reculée lui donnent et qu'elle n'a pas cessé de porter, est très-limpide, très-fraîche; elle a tous les avantages des sources abondantes et qui sont à une grande profondeur; son ébullition est prompte; la cuisson des légumes y est facile ; la dissolution du savon s'y opère entièrement et sans lenteur; le linge en sort très-blanc : tout en signale l'excellente qualité, et l'analyse n'y découvre qu'une petite quantité de sulfate de chaux (sélénite).

L'abondance de cette source ajoute infiniment aux avantages que le Vigan recueille de l'excellente qualité de ses eaux, qui, en sortant d'un rocher calcaire, sont reçues dans un grand bassin, d'où partie de ces eaux alimente, par des canaux souterrains, huit fontaines publiques distribuées dans la ville, et celles qu'un grand nombre de particuliers ont dans leurs maisons, et dont la suite fertilise et embellit les jardins; tandis que, par un large canal latéral et découvert, les eaux surabondantes sont employées à l'irrigation des prés et des potagers situés dans la partie supérieure du vallon.

CHAPITRE II.

Les habitans du Vigan sont persuadés, et ce n'est peut-être pas sans fondement, que Vindomagus était placé sur le territoire de leur vallée, et que l'abondance et l'excellente qualité des eaux d'Isis avaient déterminé l'assiette de cette antique cité, qui, au rapport de Ptolomée, seul des anciens Géographes qui en ait parlé, était, après Nismes, la plus considérable des vingt-quatre villes des Volces-Arécomiques. Son véritable emplacement, qui jusqu'à présent n'a pu être fixé d'une manière positive, a donné lieu à des recherches multipliées, occupé la plume de plusieurs savans, fait naître des prétentions que l'amour du pays a pu inspirer. Mon projet n'est pas de combattre les diverses opinions qu'on a manifestées; et malgré les découvertes qu'on a faites depuis peu au Vigan, et sur lesquelles je pourrais m'appuyer, n'espérant pas de prouver que cette ville est assise sur les ruines de Vindomagus, je me bornerai à rapporter ce qui a été écrit pour et contre; j'oserai faire entrevoir l'opinion que me donnent quelques recherches, les probabilités que j'ai sous les yeux : de plus instruits décideront.

Je dirai que la position que la carte de Ptolomée donne à Vindomagus, est très-favorable à la prétention des Viganais.

Je ne craindrai pas de citer Guillaume de Catel, qui, à la page 32 des Mémoires qu'il publia en 1633, sur l'Histoire de Languedoc, dit :

« J'ay autrefois douté, dit-il, si Vindomagus « estoit la ville du Vigan, qui se trouve dans la « séneschaussée de Nismes ; mais après m'estre « informé avec ceux du pays, j'ay appris que le « Vigan estoit ville nouuelle, en laquelle on ne « recognoissoit rien d'ancien. »

Mais je réponds à Guillaume de Catel, que s'il avait su qu'on a découvert, dans le territoire du Vigan, des ruines, une grande enceinte ; qu'on y trouve fréquemment des médailles romaines, des aqueducs ; et qu'en 1794, M. Des-Hous, orfèvre, qui avait acquis deux des chapelles de l'ancienne église qui, depuis 1701, sert de halle aux grains, découvrit, en construisant une maison dans chacune de ces chapelles, des

ruines souterraines, dans lesquelles on trouva
des débris de colonnes, des chapiteaux, un puits,
un aqueduc dirigé du côté d'où les eaux d'Isis
pouvaient être dérivées, des cercueils en brique,
des ossemens humains, des lacrymatoires, des
lampes sépulcrales, ce qui fit juger que ce
souterrain était un temple consacré au culte
de la déesse Isis. Guillaume de Catel, qui avait
autrefois douté si Vindomagus était la ville du
Vigan, en eût été certain.

Je copierai Andoque, qui, dans l'Histoire de
Languedoc qu'il publia en 1648, dit à la pag. 36 :

« Quelques-uns ont cru que Vindomagus était
« le Vigan ; pour moi je crois que cette ville a été
« démolie, et qu'on a même perdu la mémoire
« de l'endroit où elle était. »

Oui certainement, cette ville fut démolie par
les Maures, et on a perdu la mémoire de l'endroit
où elle était ; mais elle était assise au milieu du
pays des Volces-Arécomiques, et cette assertion
est favorable au Vigan.

J'ajouterai que Moréri, dans son Dictionnaire
au mot *Vigan*, dit :

« Les Géographes tiennent que c'est le Vindo-
« magus des anciens, qui était, après Nismes, la
« principale ville des Arécomiques : en creusant
« aux environs, on a découvert une grande
« enceinte de murailles de ville et des masures
« de maisons ; on y a trouvé des médailles

« romaines : la fontaine qui arrose la ville et
« le terroir, était consacrée à la déesse Isis,
« dont elle porte encore le nom. L'histoire de
« la ville de Nismes remarque que les prêtresses
« du temple de Diane allaient se purifier dans
« les eaux de cette fontaine ; qu'on croit que
« l'ancienne ville fut détruite par les Maures :
« le nom d'une porte de ville et des terroirs du
« côté de cette porte, marquent leur passage
« et leur campement en cet endroit. »

Et en effet, une des portes de la ville du
Vigan était désignée sous le nom de *Portâ
das Maôurés* (porte des Maures), et le terroir
auquel elle répondait, conserve encore la dénomination *lous Maôurésés* (les Maures).

Je fortifierai cette opinion par celle de dom
Vaissète, qui, à la page 59 du 1.er tome de
l'Histoire générale de Languedoc, dit :

« Vindomagus, situé au milieu du pays des
« Volces-Aréeomiques, tenoit le second rang
« parmi les villes de ce peuple ; on conjecture que
« c'est la même ville d'Uzès *(Val. not. Gall.)* ;
« d'autres prétendent cependant que le Vigan ,
« situé dans l'ancien diocèse de Nismes , et
« aujourd'hui dans celui d'Alais , est l'ancien
« Vindomagus ; on y trouve, en effet, en
« creusant, d'anciens monumens : quoi qu'il
« en soit, la ville d'Uzès ne nous est connue
« que par les anciennes notices, qui lui donnent

« le nom d'*Ucecia* et de *Castrum Ucecicnse*. »

Je ne pense pas que cette première opinion de dom Vaissète puisse être infirmée par celle qu'il émet à la page 662 du 5.ᵉ tome du même ouvrage où il traite des additions et corrections, qui porte :

« Le Vindomagus de Ptolomée pourrait bien « être le village de Vendargues, qui est situé « à deux lieues de Montpellier. »

L'opinion de M. de Mandajors, sur l'emplacement de Vindomagus, est favorable à la prétention du Vigan, puisque, à la page 574 de son Histoire critique de la Gaule narbonnaise, il dit :

« Vindomagus était entre Nismes et le Rouer- « gue ; et la situation du Vigan, dans une prairie « arrosée par une fontaine très-abondante, peut « faire présumer que ce canton était habité, « lorsque Vindomagus existait. »

Ménard, dans l'Histoire de Nismes, qu'il publia en 1750, combat victorieusement l'opinion d'Albénas et d'Ortélius, qui croyaient que St. Thibéry était l'ancien Vindomagus ; les prétentions de ceux qui le plaçaient à St. Gilles ; celle de M. de Valois, qui pensait que c'était la ville d'Uzès ; les conjectures d'Astruc, qui, dans l'Histoire naturelle de Languedoc, aurait voulu persuader que Sauve mérite la préférence ; Vaissète, qui paraît incliner pour le village de Vendargues : Ménard, dis-je, refuse au Vigan

d'exister sur les ruines de Vindomagus; il lui
donne une origine qui n'est pas moins ancienne;
il dit que le Vigan a été *Avicanus*, dont on a
fait, dans la suite, *Vicanus*; il fonde son sen-
timent sur une inscription très-ancienne qu'il
rapporte en entier et qui fut trouvée à Nismes:
il pense qu'à raison des positions que Ptolomée
donne à Vindomagus, cette ville était située aux
environs du village de Londres, qui est entre
Montpellier et Ganges. Mais comment Ménard,
qui, dans le même ouvrage, dit : « Que Pto-
« lomée est peu exact dans les positions qu'il
« donne, et qu'on ne peut pas trop faire fonds
« sur ce qu'il dit pour déterminer la position
« des lieux »; comment, dis-je, se décide-t-il
pour le village de Londres, d'après les positions
que Ptolomée donne à Vindomagus ?

Je terminerai cet article, déjà bien long, en
transcrivant M. Danville, au mot *Vindomagus*,
page 707 de l'ouvrage qu'il publia en 1760, sous
le titre de Notice de l'Ancienne Gaule, tirée des
monumens des Romains.

« Les monumens d'antiquité trouvés au
Vigan, » dit M. Danville, « peuvent faire pré-
« férer sa position à plusieurs autres qui ont été
« proposées ; dire que le Vigan ne saurait être
« *Vindomagus*, parce que ce lieu est nommé
« *Vicanus* dans les écrits de six à sept cents
« ans, c'est ne vouloir point qu'*Ugernum*,

« compris dans la même contrée des Arécomici,
« soit Beaucaire, parce que le nom de Beaucaire
« est *Bellum-Quadrum*, selon les écrits à peu
« près du même âge ; d'ailleurs, fixer précisé-
« ment Vindomagus sur ce que la position mar-
« quée par Ptolomée est au même parallèle que
« Nismes, et à un demi-degré seulement de
« différence en longitude, c'est accorder aux
« positions de Ptolomée plus d'autorité qu'elles
« n'en doivent avoir, et ne pas prendre garde
« à leur peu de justesse et de conformité au
« local actuel. Sans sortir de la Narbonnaise,
« ne voit-on pas que Nismes, dans Ptolomée,
« s'écarte de la mer d'un degré et deux tiers,
« bien que cette ville n'en soit distante que
« d'environ un tiers de degré ? La différence de
« hauteur entre Narbonne et Toulouse, que
« Ptolomée fait d'un degré et un quart, n'est
« que d'environ deux cinquièmes de degré, et
« la différence de longitude, au lieu d'un demi-
« degré, passe un degré et demi : encore est-il
« vrai de dire que cette partie de la Narbonnaise
« n'est pas ce qui montre le plus de désordre
« dans la Gaule de Ptolomée. On pourrait s'au-
« toriser de Ptolomée, à quelque différence près,
« en faveur du Vigan. »

Les connaissances profondes, les laborieuses
recherches du célèbre d'Anville, les moyens
qu'il a employés pour déterminer la situation

des lieux, ont fixé l'opinion que j'avais déjà, que le Vigan est bâti sur les ruines de Vindo-magus, et cette opinion est encore fortifiée par les Élémens de la Géographie ancienne de M. Latreille, qui font suite à la seconde édition de l'Abrégé de la Géographie moderne de Pinkerton, imprimée en 1806, ouvrage adopté par la Commission de l'instruction publique, et destiné pour l'enseignement des lycées et des écoles secondaires, dans lesquels on lit, à la page 894, *Vindomagus*, le *Vigan*.

CHAPITRE III.

Le vallon du Vigan, l'un des plus agréables des Cévennes, qui comprend le territoire de la Paroisse, est de forme oblongue et irrégulière, s'étendant du S. S. O. au N. N. E : la ville est bâtie au pied de l'Espérou *(Mons Calcaris)*, dont le sommet le moins élevé, le *Cap-de-Coste*, qui lui reste au N., a environ 7675$^{m\cdot}$ (3936$^{t\cdot}$), est, d'après M. Dhombres-Firmas, de 1192$^{m\cdot}$ 5; en nombre rond, 3670 pieds au-dessus du niveau de la mer (B).

(B) M. Guérin observe, dit le professeur Gouan, dans ses herborisations, page 192, « que le baromètre marquait 24 pouces « 5 lignes sur le Cap-de-Coste; qu'ainsi on peut avancer que la « hauteur de cette montagne est de 595 toises, ce qui ferait « 1159$^{m\cdot}$ 67 seulement. »

Le sol du vallon est assez généralement une terre graveleuse ou schisteuse; elle a peu de profondeur; on trouve bientôt l'argile, et, dans les prés, le sable.

Nos rochers sont calcaires ou schisteux; quantité de masses de granit très-dur, qui ont été détachées de la chaîne de l'Espérou, sont éparses sur le penchant de nos montagnes, dans le lit de nos rivières, de nos torrens, où les fortes crues d'eau les entraînent et avec tant de rapidité, dans les fortes inondations, que leur choc produit des étincelles qu'on aperçoit distinctement, pendant la nuit, sortir de la rivière d'Aulas (Coudoulous), qui se jette dans l'Arauris, à environ 1000 mètres du Vigan.

« M. Guérin, » dit M. Dhombres-Firmas, « a donné plus d'une
« preuve de son exactitude et de son habileté; mais l'élévation
« que ce physicien donne au Cap-de-Coste, n'est qu'une sorte
« d'aperçu, d'après l'abaissement du baromètre, dans la sup-
« position qu'il se soutient à une hauteur constante au bord
« de la mer, et sans avoir égard à la température de l'air, du
« mercure, etc. »

La méthode et les instrumens qu'on emploie aujourd'hui, et dont l'habile physicien du Gard s'est servi, rendent ses déterminations infiniment plus précises : pendant qu'il observait sur nos hauteurs, on suivait, dans son cabinet, à Alais, tous les mouvemens d'un baromètre et de deux thermomètres de correction exactement comparables, et je notais moi-même, au Vigan, la marche d'un baromètre qu'il avait comparé auparavant avec le sien : souvent ces trois observations simultanées lui ont présenté un accord merveilleux. Voyez la Notice de l'Académie du Gard déjà citée, pages 83, 89 et 108.

Productions du territoire du Vigan et du Canton.

Les châtaignes, la feuille de mûrier, le foin, d'excellentes pommes de reinette, divers fruits, des pommes de terre, les plantes potagères communes, peu de vin, très-peu d'huile d'olive, peu de blé, et seulement dans les communes de Montdardier et de Rogues ; les châtaigniers francs (douvains) dont on fait des tonneaux, des douves, toute sorte de boisselerie, les châtaigniers sauvages dont on fait des cerceaux, sont les récoltes du canton : ces productions sont en général de la meilleure qualité ; mais l'huile est mauvaise, parce qu'on laisse croupir les olives en tas, qu'elles ne sont pressurées que long-temps après leur cueillette ; le vin est faible ; il tourne aisément à l'acidité, et ne peut être gardé long-temps ; néanmoins quelques quartiers du Vigan en donnent de très-bons, qui, gardés trois ou quatre ans, trompent les gourmets, et sont pris pour du Bourgogne.

La récolte des pommes, qui était autrefois très-considérable, est infiniment moindre depuis 1795, époque à laquelle, après une inondation qui fit des ravages incalculables, des chenilles détruisirent ce précieux fruit, et firent périr quantité de pommiers : cette perte se renouvelle toutes les années, parce que plusieurs proprié-

taires négligent l'échenillage que leur propre
intérêt conseille et que la loi prescrit.

Il serait long et minutieux de désigner en
particulier les montagnes plus ou moins élevées
qui bordent la vallée du Vigan ; je me borne
à dire que, laborieusement fertilisées, depuis
leur base jusqu'à leur cîme, par l'industrieux
Cévennois, elles sont du plus agréable aspect,
par les vignes, les mûriers, les fruitiers, les
oliviers et les châtaigniers dont elles sont couvertes.

Mais il me paraît essentiel d'indiquer la position de la montagne de l'Aigoual, du roc de
St. Guiral, et du puech d'Angeau, qui, n'étant
pas du canton, sont au nombre des signaux de
Cassini.

La montagne de l'Aigoual, l'une des plus
élevées du département du Gard, et de celles
qui sont le plutôt et le plus long-temps couvertes de neige, correspond aux signaux de
St. Loup, de Malabouïsse, de Belle-Côte, et
de la Dombe ; elle est au N. du Vigan, lui
reste à environ 16,025^m (8220 toises), et son
élévation au-dessus de la Méditerranée est de
1566^m 44 ; en nombre rond, 4823 pieds (c).

(c) Les observations de M. Guérin, dit M. Gouan, annoncent
que l'Aigoual est à 730 toises (1422 m. 79), puisque le baromètre
marquait 23 pouces 8 lignes ; et celles de M. Dhombres-Firmas
prouvent que l'Aigoual a 1566 m. 44 ; en nombre rond, 4823 pieds.

C'est à la hauteur de 1409^m·37 de son élévation, que l'Érau (D) (Araur ou Arauris) de
Ptolomée prend sa source et va se jeter dans
la Méditerranée, et à 1373^m· de son élévation du
côté opposé, que sourd la rivière de Dourbies,
dont les eaux se mêlent au Tarn vis-à-vis de
Millau, département de l'Aveyron, et vont
grossir la Garonne, qui se jette dans l'Océan.

Dans la belle saison, l'Aigoual est tapissé de
verdure, et de son sommet, où l'on peut arriver
à cheval, on découvre les Alpes depuis le Mont
St. Bernard jusqu'à la Méditerranée, que l'on voit
au S. E. et le Canigou au Midi : cette montagne
est dans la chaîne de celles qui, par le Larzac,
s'unissent aux Pyrénées ; par la Lozère, le

La note B, relative à l'élévation du Cap-de-Coste, indique
également les causes de la différence qui existe entre la hauteur
de l'Aigoual d'après M. Guérin, et celle que lui donne M.
Dhombres-Firmas.

(D) Ainsi que M. Paulin Crassous le dit dans le Bulletin de la
Société des sciences et belles-lettres de Montpellier, tom. III,
pag. 77, et d'après les notions que j'ai acquises, je pense
que le nom de ce fleuve doit être écrit *Érau*, 1.º parce qu'il
s'accorde mieux avec *Eravus*, nom qu'il prit postérieurement au
IX.e siècle, en perdant celui d'*Araur* ou d'*Arauris*, et que
Guillaume, Seigneur de Montpellier, lui donne celui d'*Eraut*,
dans son testament fait le 4 novembre 1202. Voyez le I.er
tome de l'Histoire de Montpellier, pag. 55.

2.º Parce que ce nom est plus conforme à celui d'*Érdou*,
que lui donnent les Languedociens, et que Guillaume de Catel
l'écrit *Eraut*, dans ses Mémoires sur l'Histoire de Languedoc,
imprimés en 1693, pag. 62, ainsi que dom Vaissète, dans
l'Histoire générale de Languedoc.

Vivarais et le Dauphiné, aux Alpes; et par le Lévézou, dans l'Aveyron, au Cantal et au-delà.

St. Guiral, sommet le plus élevé de la montagne de Roquefeuil (E), est à l'extrémité O. de la chaîne de l'Espérou; ce sommet, qui est un des signaux de Cassini, est terminé par une roche nue en forme de pain de sucre, d'un abord très-difficile et périlleux; au pied de cette roche est une petite chapelle et un ermitage dit de St. Guiral, qui, avant la révolution, était habité par un solitaire.

Le sommet de St. Guiral est à l'O. N. O. du Vigan; il lui reste à environ 13,123^m· (6725^t), et son élévation au-dessus du niveau de la mer, est de 1378^m· Voyez la Notice de l'Académie du Gard, pour l'année 1810, pag. 108.

Le puech ou roc d'Angeau, autre signal de Cassini, qui se termine en pointe de diamant (F),

----

(E) La montagne de Roquefeuil tire son étymologie de *Roc feuillé*, à cause des bois épais dont elle était autrefois couverté; elle donna son nom à une terre très-considérable, titrée de marquisat, anciennement possédée par des maisons de la plus haute distinction.

On voit encore des restes de murailles au-dessus du rocher, sur lequel la tradition nous apprend qu'il existait un châteaa qui fut détruit par le feu grégeois.

Une pierre placée dans la chapelle à côté de l'autel, porte qu'elle fut construite par Cambessèdes, ermite, qui y fut assassiné: la famille de cet ermite existe encore au Vigan.

(F) A mi-chemin à peu près de la base du puech ou roc d'Angeau à son sommet, se trouve une masure appelée la chapelle ou oratoire de St. Michel d'Angeau; à cette chapelle

est au S. S. E. du Vigan, lui reste à environ 9116 ᵐˢ (4570 toises), et son élévation au-dessus de la mer, est de 817 ᵐˢ Voyez la Notice de l'académie du Gard, pour l'année 1810, pag. 105.

CHAPITRE IV.

Vers l'an 1050, Pons, comte de Toulouse, qui était souverain du Vigan et de son mandement, voulant racheter son âme de la simonie dont il s'était rendu coupable en disposant, à l'instigation de sa femme et à prix d'argent, de l'évêché du Puy en faveur de Bertrand, archidiacre de Mende (G), fonda le prieuré du Vigan, dépendant de la mense abbatiale de St. Victor de Marseille, ordre de St. Benoît, et lui donna le Vigan et la contrée, avec tout ce qu'il y possédait ou que ses vassaux pouvaient tenir de lui (H).

était joint un ermitage qui dépendait des Bénédictins ; la tradition nous apprend que la montagne ou puech d'Angeau formait la dotation de la chapelle ou oratoire dont le prieur du Vigan était le seul collateur, ce qui est confirmé par la réunion des droits des Bénédictins au prieuré du Vigan, qui, en 1050, furent donnés à l'abbaye de St. Victor de Marseille, par Pons, comte de Toulouse.

C'est à environ 500 m. du pied de cette montagne à son sommet au S. E., que se présente le majestueux portique de la superbe grotte d'Angeau, que les curieux admirent et que chacun dégrade pour orner des cabinets.

(G) Voyez l'Histoire générale de Languedoc, par dom Vaissète, tom. II, liv. XIX, p. 189, et des preuves, même tome, p. 220.

(H) *Idem* tom. II, pag. 190, et des preuves, pag. 216.

Par acte du 2 janvier 1270, le prieur du Vigan, ayant à craindre les vexations des seigneurs, s'associa le Roi, et depuis lors la justice s'y rendait alternativement trois mois au royal et trois mois à l'ordinaire.

Ce siége de justice était composé de cinq officiers ; un viguier, un juge commun, un lieutenant principal, un lieutenant particulier, un procureur du Roi, et il y avait un greffier pour le Roi et un autre pour l'ordinaire.

La justice royale ne s'exerçait que dans la ville : le viguier qui, en vertu de lettres patentes de Charles IX, du 15 décembre 1564, et de plusieurs arrêts du Conseil, était juge d'appeaux, connaissait, par appel, des jugemens rendus en matière n'excédant pas 250 fr., par toutes les justices inférieures de la viguerie, qui comprenait trente-sept paroisses, du nombre desquelles était la ville de Meyrueis.

Le présidial de Nismes contestait ce droit d'appel au viguier ; quelquefois il cassait ses jugemens ; il y eut même à ce sujet une instance au grand Conseil, entre le présidial et le viguier ; mais cette instance n'ayant pas eu des suites, le viguier resta en possession de son droit de juge d'appeaux.

C'est sur les ruines du monastère des religieux de l'ordre de St. Benoît, que furent construites les maisons de Brun, de Dumas et de Pierre Laporte.

La halle aux grains, qui est à côté de la maison Brun, était l'église de ce monastère, et tint lieu de paroisse depuis 1109 jusqu'en 1701.

Une place assez vaste, qui est à la suite de la halle, était le cimetière, et en conserve le nom, avec l'épithète de vieux; *céméntèri viel* (vieux cimetière).

Une maison claustrale, située au plan d'Auvergne, servait pour la ferme du monastère et de grenier pour les fruits décimaux; cette maison, toujours désignée sous le nom de *clastra*, et le four banal, qui étaient des dépendances du prieuré, furent vendus, comme bien d'église, pendant la révolution.

Le prieuré du Vigan fut sécularisé en 1736, et alors il ne resta au monastère d'autres religieux que le camérier, auquel le prieur donna la faculté d'habiter la maison claustrale, et lui assigna un traitement annuel de 3oo fr., qui ne suffisait pas à son entretien, ce qui le détermina à abandonner les fonctions de camérier et à renoncer au traitement annuel qui y était attaché.

Ce traitement annuel fut alors donné à un prêtre desservant la paroisse, sous la réserve, qu'ainsi que le camérier y était tenu, il dirait douze messes par an et qu'il prêcherait une fois par mois. Dans la suite, cette somme de 3oo fr. fut payée aux Capucins, qui remplirent les obligations qu'elle imposait, jusqu'à la révolution, qui les supprima.

Collége du Vigan. Une délibération de 1539 fonda un collége au Vigan, composé de six prêtres, dont le curé fut constitué le patron, ainsi que ses parens les plus proches, auxquels les nominations appartiendraient pour toujours, lesquels prêtres étaient chargés de l'instruction religieuse et civile des enfans de là ville et de la paroisse du Vigan, de célébrer l'office divin les dimanches et fêtes, d'administrer les sacremens; et les délibérans propriétaires dotèrent cette fondation d'un revenu de 2400 fr. sur la prairie du Vigan, et d'une maison pour leur commune habitation et pour les écoles.

Cette maison où était le collége appartient aujourd'hui à Masseport dit Daniel de la Tour; on y voit encore le bénitier qui était à l'usage du collége; la rue qui le confronte au couchant est désignée, dans les actes, sous le nom de *rue du Collége*, et aujourd'hui sous celui de l'Union.

Vers l'an 1629, après les guerres de religion, Louis XIII envoya des prêtres capucins en mission au Vigan, avec injonction expresse à la commune de les loger convenablement; ils le furent, pour le moment, par loyer; dans la suite ils obtinrent, de la commune ou de différens particuliers, des fonds suffisans pour bâtir un très-joli couvent, à la suite duquel est un beau potager abondamment arrosé par les eaux d'Isis.

Ces missionnaires, au nombre de trois, avaient

deux frères lais; leur oratoire était petit, et il y a environ 50 ans que, toujours par les secours de la commune et des personnes pieuses, ils firent construire une très-belle église.

Par l'effet de la révolution, et en vertu d'un décret du 9 avril 1811, le tribunal de première instance et les prisons occupent le rez-de-chaussée et les cellules du ci-devant couvent; le jardin fut vendu comme bien d'église, quoique bien certainement propriété communale, et c'est dans l'église que les protestans exercent leur culte.

Ancienne Administration. La subdélégation de l'intendance et du commandement de Languedoc, pour toutes les Cévennes, était fixée au Vigan, qui, tous les quatre ans, avait un député aux États de cette province.

Le Vigan avait deux offices de lieutenant-général de police; le premier, qui était l'ancien, de la création de l'édit d'octobre 1699, fut acquis par un habitant du Vigan; le second fut réuni à la communauté, en vertu d'un arrêt du Conseil du 25 février 1705, de manière qu'alors la place de lieutenant-général de police était exercée alternativement une année par le maire et consuls, et l'année d'après, par l'acquéreur de l'ancien office.

La municipalité était composée de trois consuls, dont le premier avait le titre de premier consul maire; elle avait un conseil ordinaire, composé de notables, qui devenait conseil renforcé, lorsque, dans les circonstances importantes, on lui adjoignait un pareil nombre des principaux habitans.

Le Vigan avait une recette des gabelles et un entrepôt de tabac: l'utilité publique avait fixé dans cette ville tous les établissemens que réclamait sa centralité, dans un arrondissement très-étendu et très-populeux.

CHAPITRE V.

Établissemens actuels. La sous-préfecture, un tribunal de première instance, un juge de paix, le maire, deux adjoints, un commissaire de police, sont les autorités constituées du Vigan; le conseil municipal est composé de vingt membres.

Le président, deux juges, le procureur du Roi, un substitut du procureur du Roi, trois juges suppléans, un greffier, seize huissiers, forment le tribunal; sept avocats consultans ou plaidans et douze avoués composent le barreau.

Cinq gendarmes à cheval, commandés par un lieutenant et un maréchal-des-logis, forment la brigade de résidence au Vigan.

La garde nationale de notre ville est composée d'une compagnie de grenadiers et d'une de chasseurs, chacune de cent trente hommes, dont le plus grand nombre a servi d'une manière distinguée; rien ne manque à leur équipement;

leur tenue est propre ; ils manœuvrent avec beaucoup d'ensemble, et la musique est brillante.

Nos gardes nationaux sont très-soumis à leurs
dignes chefs dont ils partagent les principes,
et, comme eux, ils manifestent, par leur
dévoûment, par leur fidélité et par leur soumission aux volontés de notre légitime Souverain, le zèle ardent et soutenu avec lequel
ils veilleront sans relâche à la sûreté du trône
des Bourbons, de la dynastie, et au maintien
de la tranquillité publique.

Ces deux compagnies et celles des autres
municipalités du canton, que le même esprit
dirige, composent le premier bataillon de la
neuvième légion du département du Gard, et
ce premier bataillon est de six cents hommes
effectifs.

Le colonel de la légion, son premier aide-
major et le chef du premier bataillon, résident
au Vigan, où le conseil d'administration et celui
de discipline sont établis (1).

____

(1) Toujours dirigée par sa fidélité et sa soumission aux volontés
de notre légitime Souverain, cette garde nationale, dissoute par
l'ordonnance du Roi du 26 juillet 1818, dont on lui donna
connaissance le 1,er août suivant, cessa à l'instant son service
et déposa, dans les 48 heures, les armes qu'elle avait reçues
pour la défense du trône des Bourbons et pour le maintien de
la tranquillité publique : ce nouvel acte d'obéissance qui l'honore
justifie l'opinion qu'elle n'a cessé de donner de la pureté de ses
principes, et ajoute infiniment à la gratitude de la contrée.

Marchés. Le Vigan a deux marchés par semaine, le mardi et le samedi, et six foires par an.

Les marchés sont toujours abondamment pourvus de grains, de légumes frais, et, dans les saisons, de châtaignes, soit fraîches, soit sèches, de pommes de terre, de divers fruits, de jeune plant de légumes pour garnir les jardins potagers ; et c'est à nos marchés que les villes et les villages, même à un certain éloignement, viennent se pourvoir.

Foires. Notre première foire est le 25 janvier, et ne dure qu'un jour ; on y expose en vente des bêtes à corne, des bêtes à laine, des cochons, du jeune plant de mûrier pour former des pépinières, des mûriers prêts à être mis en place.

La seconde est le 9 septembre ; sa durée est de trois jours ; la vente d'un grand nombre de superbes mulets, de mules, de chevaux, d'autres bêtes de somme, de bêtes à corne, de bêtes à laine, de la soie tramette et d'autres sortes, la rendent très-considérable ; on y vend beaucoup de fromage, quantité d'oignons pour provision annuelle ; on y trouve les articles de mercerie, quincaillerie, bijouterie, d'épicerie, taillanderie, ferraille, verrerie, poterie, toute espèce de toilerie et de draperie, ce qui nous attire quantité d'étrangers, parmi lesquels beaucoup de curieux.

La troisième est le 22 dudit mois de septembre ; elle dure deux jours ; on y met en vente les mêmes objets qu'à celle du 9, mais elle est moins considérable.

La quatrième a lieu le 15 d'octobre, et c'est encore pour les mêmes articles qu'aux foires du 9 et du 22 septembre.

La cinquième est le 13 décembre : les bêtes à corne, les bêtes à laine, les cochons, le jeune plant de mûrier *(pourréta)*, les mûriers prêts à mettre en place, sont les principaux objets qu'on y trouve.

La sixième est le 31 dudit décembre, et pour les mêmes articles.

Octroi municipal et de bienfaisance. Par ses arrêtés des 21 avril 1806 et 2 mai 1811, S. Exc. le Ministre des finances établit un octroi au Vigan, et fixa les droits à percevoir seulement sur les boissons et liquides, sur les comestibles, les fourrages, les combustibles, les matériaux pour construction ; et le 8 septembre 1806 la perception en commença ; il a été affermé pour trois ans, qui ont commencé le 1.er janvier 1818, au prix de 8650 fr.

Réverbères et Pompe contre les incendies. C'est pendant la mairie et par la sage administration de M. le comte d'Assas-Montdardier, capitaine de frégate, chevalier de l'ordre royal et militaire de St. Louis, que le Vigan est éclairé par des réverbères bien distribués, et que nous sommes pourvus d'une pompe contre les incendies.

État des Rues. Nos rues sont en général mal pavées, mais assez nettes ; on ne néglige à cet égard aucun moyen de propreté, et dans l'été on les arrose aisément par nos fontaines publiques : mais je ne dissimulerai pas les craintes que m'inspire, dans la saison, la négligence qu'on met à transporter, dans les propriétés rurales, la litière des vers-à-soie qu'on laisse putréfier dans les maisons, et je ne me tairai pas sur les grands inconvéniens des filatures de soie déjà nombreuses dans l'intérieur de la ville, dont on permet, avec trop de facilité, de nouveaux ateliers, qui, par les émanations délétères qui s'en élèvent, altèrent la pureté de l'air, et peuvent devenir la cause des maladies funestes dont nos voisins nous ont fourni le malheureux exemple (K).

Les devoirs de mon état, ceux que m'impose la confiance dont mes concitoyens m'honorent, le désir d'éloigner tout ce qui peut porter atteinte à leur santé, excuseront sans doute l'expression *trop de facilité* que je viens d'employer.

Instruction publique. Un pensionnat, composé de deux maîtres et du directeur, fut érigé en

---

(K) L'épidémie de Ganges, Cazillac et Laroque, où je fus mandé par le Gouvernement, au mois d'août 1786.

Les accès de fièvre qui, quelques années après, se manifestèrent d'une manière assez répandue dans la commune d'Avèze, où l'on n'en avait jamais observé, et qui ne cessèrent que lorsque j'eus obtenu que les filatures de soie fussent tenues dans un état constant de propreté.

école secondaire par arrêté du Gouvernement, en date du 28 janvier 1803.

Le conseil municipal, par délibération du 22 avril 1811, demanda que cette école secondaire fût élevée au rang des colléges : l'autorisation n'en a pas été accordée, et ce pensionnat n'a pas cessé d'être école secondaire ; le directeur reçoit annuellement la somme de 300 francs, que la commune lui donne pour indemnité de logement, sous la réserve que deux enfans pauvres y seront admis gratis.

Il y a au Vigan six instituteurs primaires, à deux desquels la commune paye 150 fr., sous la condition qu'ils instruiront gratis un certain nombre d'enfans nommés par le maire, d'après la désignation des conseillers municipaux.

Nous avons six institutrices pour les filles, et les trois dames de la Charité de Nevers, qui soignent, avec un zèle éclairé, les pauvres et les enfans admis à l'hospice, dirigent avec le plus grand succès un pensionnat pour les demoiselles fortunées, et une école gratuite pour les filles pauvres.

Chaque commune du canton est pourvue d'un instituteur et d'une institutrice.

Une école d'enseignement mutuel élémentaire vient d'être autorisée au Vigan ; il en existe une pareille à Avèze et une autre à Aulas.

Hospice civil. L'époque de la fondation de notre hospice n'est pas connue ; mais la per-

mission qui, en 1190, fut accordée aux récteurs
et frères qui le dirigeaient, d'y construire un
oratoire et de se procurer un prêtre autorisé à
célébrer les saints mystères, uniquement pour
eux et pour les pauvres auxquels on donnerait
asile ; cette permission, dis-je, est une preuve
bien certaine de l'antiquité de sa fondation.

Dans le 14.ᵉ siècle, Jean de Buxo ou du Buis,
dont le nom s'éteignit dans la maison de Caladon,
par le mariage de Tiburge de Buis avec Raymond
de Caladon, qui eut lieu en 1372, fonda deux
couches à l'hospice, et lui fit donation d'un jardin
de plantes sous la dénomination d'*hortus Dei*,
sur lequel se trouvent aujourd'hui les maisons
d'Armand, de Fonzes, de Bèdés et de Vergues.

En 1449, l'hospitalier déclara au prieur du
Vigan toutes les terres situées depuis le chemin
de Mandagout jusqu'à celui de Sumène, et depuis
le jeu de ballon jusqu'au chemin de la Garoussière
ou *fontètes*, comme appartenant à l'hospice, qui,
depuis très-long-temps, ne jouit d'aucun, sans
doute par l'effet des guerres civiles, et par des
usurpations ; et nous n'ignorons pas que les titres
de l'hospice furent brûlés au commencement de
la révolution, sur la place dite *le Quai*, avec des
papiers très-précieux appartenant au prieur.

Cet hospice, qui anciennement avait de grandes
ressources dans ses propres possessions, n'a été
soutenu pendant long-temps, et les malades n'y

(31)

ont été soignés, que par les secours du bureau de charité, qui y plaçait les malades ou les infirmes, qui, n'ayant personne pour les servir, n'étaient pas dans le cas de recevoir secours à domicile; une femme dite hospitalière les soignait sous la direction de la commission administrative, dont les bonnes intentions étaient mal secondées.

Par acte du 20 avril 1805, reçu Gendre, notaire du Vigan, feu M. Charles-Joseph, marquis de Calvière-Vézénobre, fit donation à l'hospice de deux maisons qu'il avait acquises et qu'il fit reconstruire et réunir à l'ancien hospice, ce qui forme actuellement un très-joli et assez grand établissement.

Indépendamment de cette nouvelle construction, évaluée à 18,000 fr., ce respectable ami des pauvres fonda une rente constituée de 600 fr. au principal de 12,000 fr. et une de 300 fr., établies sur M. François-Victor Bastier de Bez, pour servir à la nourriture, entretien et honoraire de trois sœurs dites sœurs grises, ou de tout autre ordre de la religion catholique, apostolique et romaine, dévoué au service des hôpitaux et hospices, établies à perpétuité dans ledit hospice pour le service des pauvres et infirmes qui y seraient reçus: ces donations furent ratifiées par acte du 2 mai, reçu Gendre, notaire, et un décret du 28 juillet 1806 en autorise l'acceptation.

La commission administrative, qui regarda

M. de Calvière non-seulement comme le restaurateur de l'hospice, mais comme son nouveau fondateur, le mit sous l'invocation de St. Alexis, patron de M.ⁱ le Marquis de Calvière fils, actuellement colonel du régiment de dragons de l'Érau, chevalier de l'ordre royal de la légion d'honneur, digne héritier des vertus de ses illustres ancêtres, et qui personnellement a acquis des droits à notre reconnaissance, par la construction d'une très-belle chapelle attenant à l'hospice, et d'une grande salle au-dessus.

Il fut pourvu à l'ameublement de ce nouvel établissement par les secours que la commune accorda sur le produit de son octroi, qui fournit annuellement une somme fixée dans le budjet, pour l'entretien des pauvres.

En 1805, M. Louis-Ambroise de Bonald et M.ᵐᵉ Marie-Marguerite-Élisabeth Guibal de Combescure, mariés, habitans de Millau, département de l'Aveyron, donnèrent à l'hospice plusieurs rentes en argent et en denrées, se portant à environ 75 fr.; un décret du 25 juillet 1805 en autorisa l'acceptation : quelques-unes de ces rentes, frappées de féodalité, sont nulles pour l'hospice.

Par acte du 1.ᵉʳ février 1808, reçu, comme les précédens, par Gendre, notaire, Madame Faventine de la Condamine, née Daudé d'Alzon, fit don à l'hospice, 1.° d'une pièce de terre, par elle acquise, attenante audit hospice, évaluée 2800 f., dont il a été fait un jardin potager arrosé par les eaux d'Isis; 2.º de quatre rentes en argent faisant ensemble environ 400 fr.; et par décret du 19 août 1808, la commission administrative fut autorisée à accepter ces dons. La rente de 14 fr. 95 c., servie par Étienne Brun, d'Alzon, ayant été précédemment vendue par le chargé d'affaires de M. Faventine de la Condamine, n'a jamais été perçue par l'hospice.

Dame veuve Carbon-Molénier, née Tauriac, de Millau, département de l'Aveyron, légua audit hospice, par son testament olographe du 15 mars 1807, la somme de 2000 fr., et par ordonnance du Roi, en date du 30 octobre 1816, l'hospice a été autorisé à accepter cette somme et à l'employer à la clôture du jardin potager.

Par acte du 22 janvier 1817, reçu Gendre, notaire du Vigan, MM. Jacques-Louis Aguze-Lavalette, et François-Clément, comte d'Assas-Montdardier, capitaine de frégate, chevalier de l'ordre royal et militaire de St. Louis, habitans du Vigan, firent donation à l'hospice de la rente annuelle, en argent, de 300 fr., de celle de 40 fr. en denrées, et d'un capital de 600 fr., plus ou moins, provenant d'arrérages desdites rentes, à la charge par ledit hospice de recevoir, loger, nourrir et entretenir gratuitement et à perpétuité un pauvre de la commune de Montdardier, ou de celle de Bez, ou de St. Véran-d'Esparon, conformément à l'acte de ladite donation, à la nomination de l'un ou de l'autre donataire et après leur décès, de leurs héritiers ou représentans.

Par délibération du 20 février 1817, la commission administrative accepta provisoirement, et sous le bon plaisir du Roi, ces donations aux conditions qu'elles imposent; et par ordonnance du 30 janvier 1819, Sa Majesté en a autorisé l'acceptation.

Par son testament olographe, en date du 22 août 1810, déposé chez M.ᵉ Gendre, notaire au Vigan, M. Antoine-Alexandre-Marie Begon de Blandas donne à l'hospice de cette ville :

1.º Trois vignes qu'il possède aux environs dudit Vigan ;

2.º Une métairie située à Gaujac, commune du Vigan, avec toutes ses dépendances, pour en jouir après le décès de M.ˡˡᵉ Catherine-Judith Begon de Blandas, sa sœur, à la charge par MM. les administrateurs de l'hospice de faire dire annuellement et à perpétuité, à chaque époque de l'anniversaire de son décès, une neuvaine de messes, dans l'église paroissiale ou dans la chapelle de l'hospice, par M. le curé du Vigan, et, à son défaut, par tout autre prêtre, pour le repos de son âme et de celles de tous ses parens décédés.

3.º Un domaine appelé le Clapier, situé dans le canton de Cornus, département de l'Aveyron, pour en jouir après le décès de Mlle de Blandas, sa sœur, et de M. de Mercier, son beau-frère.

4.º Par un codicille, en date du 12 mai 1816, qui se trouve à la suite de ce testament, il déclare qu'il n'a fait ces divers legs qu'à condition que celui de ses parens qui jouira de ses biens de Blandas, aura droit, lui ou l'aîné de ses descendans mâles, à perpétuité, de nommer à une des places dudit hospice, à son choix, un des pauvres de la ci-devant paroisse de Blandas, département du Gard, ou du Clapier, département de l'Aveyron.

5.º Et par un second codicille, du 8 juillet 1817, il ajoute à ces bienfaits une constitution de rente annuelle et perpétuelle, sur tous ses biens, de 225 francs, payable, par ses héritiers, à chaque époque de l'anniversaire de son décès.

Par sa délibération du 19 juin 1818, la commission administrative accepta provisoirement, et sous le bon plaisir du Roi, ces dons aux conditions qui sont imposées; et par ordonnance du 21 avril 1819, Sa Majesté en a autorisé l'acceptation.

C'est par de pareils actes de bienfaisance, par la sage direction de la commission administrative, et par le zèle éclairé de trois sœurs de la charité de Nevers, que l'hospice atteindra le degré d'utilité dont il est susceptible.

La commission administrative de l'hospice, présidée par le maire, est composée, à raison de la proportion numérique des individus de l'un et de l'autre culte, de trois catholiques et de deux protestans : le secrétaire est salarié ; l'aumônier, le trésorier, le médecin et le chirurgien remplissent gratuitement les fonctions de leurs places.

Bureau de Bienfaisance. L'établissement du bureau de charité remonte à l'an 1688 ; il fut dirigé par les administrateurs de l'hospice jusqu'au 20 janvier 1808 ; à cette époque il fut nommé bureau de bienfaisance, et eut une commission administrative particulière composée de cinq membres, ainsi et par la même raison que celle de l'hospice ; le trésorier et le médecin sont gratuits.

Cette commission administrative, qui est présidée par le maire, divisa la ville en six quartiers, pour chacun desquels il fut nommé trois dames de charité qui s'assurent des besoins des pauvres de leurs quartiers respectifs, et en informent la commission, qui accorde les secours convenables.

Langue. L'idiome du peuple des Cévennes, comme celui du bas-Languedoc, tient beaucoup de la langue romance, très-peu de la celtique, moins encore de celle des autres peuples qui successivement ont habité la contrée. Les relations multipliées que les habitans de Nismes, de Montpellier, etc. etc. etc., entretiennent, depuis très-long-temps, avec le reste de la France, ont modifié leur diolecte : de pareilles relations ont également adouci le langage des Viganais ; celui de nos campagnards , qui est très-expressif, a toujours beaucoup de rudesse.

Mœurs. Les Cévennois sont intelligens, industrieux, actifs, laborieux, économes, sobres, et par là susceptibles de parvenir, quelque état qu'ils embrassent, sur-tout s'ils se fixent dans des villes considérables : ils sont braves, courageux jusqu'à l'intrépidité, compatissans, hospitaliers, charitables ; de pareils hommes sont rares et bien recommandables, si l'éclat de ces vertus n'est pas terni par de chimériques prétentions, par l'égoïsme ou par le défaut de gratitude...... Le peuple n'est pas ignare, et néanmoins il est superstitieux ; il croit aux sorciers, aux maléfices, au sabbat, aux revenans ; un songe l'alarme ou lui présage des avantages ; malheureusement processif, il est d'autant plus à plaindre à cet égard, que les eaux d'irrigation, le plus petit lopin de terre, donnent fréquemment lieu à des procès ruineux qu'il poursuit avec opiniâtreté.

CHAPITRE VI.

Commerce. Les manufactures de différentes qualités de drap, de cadis, d'impériales, de chapeaux, et la tonnellerie, furent pendant long-temps les premiers objets de commerce du Vigan et de son canton : la filature des soies, leur vente, celle des débris des filatures, les fabriques de bas et bonnets de laine, de bas et bonnets de coton, et de bas de soie, en furent la seconde branche ; et dans la suite il se forma, au Vigan, des ateliers de mégisserie et de tannerie.

Nos manufactures de drap, de cadis et d'impériales, étaient en activité au milieu du 16.ᵉ siècle ; elles étaient multipliées ; nos rivières étaient couvertes de moulins à foulon, et nos étoffes en laine jouirent long-temps de la réputation qu'elles devaient à leur bonne qualité ; leurs principaux débouchés étaient le Canada, le Levant ; les troupes françaises en étaient habillées ; et c'est à ce commerce que plusieurs maisons du Vigan et de Montpellier dûrent des fortunes considérables.

Malheureusement la fabrication de nos lainages fut négligée ; leur qualité devint inférieure ; les manufactures établies, sous le ministère de Colbert, à Carcassonne, Limoux, Lodève, etc., méritèrent la préférence ; les nôtres perdirent leur ancienne réputation ; leur consommation fut considérablement diminuée ; et ces précieuses branches de commerce furent perdues pour nous à la paix de 1763, époque à laquelle le Canada passa sous la domination anglaise.

Néanmoins nos cadis et nos impériales eurent encore un certain cours ; ces dernières sur-tout, à la faveur des fabriques d'impression établies à Montpellier, où, après les avoir teintes en diverses couleurs, et le plus souvent en couleur de feu, on les imprimait de différens dessins en noir, et qu'on vendait sous le nom de *flanelle à roues*, dont l'usage était très-répandu en Languedoc, en Provence, en Rouergue et ailleurs : les femmes du peuple en faisaient leur parure ; les gens de cabinet, des robes de chambre ; et, dans quelques maisons, des tours de lit.

Le luxe réforma ces flanelles ; les futaines, les basins brochés, les toiles peintes les remplacèrent ; les bourrettes sont actuellement l'habit journalier des femmes du peuple, qui, aux jours de fête, dans l'été, portent des basins dits anglais, des nankins, des perkales ou des étoffes de ce genre, et dans l'hiver, des draps, même du velours de coton.

En terminant cet article, je ne dois pas négliger de dire que nos campagnards aisés fabriquent encore, avec la laine de leurs troupeaux, quelques pièces de gros drap d'excellente qualité, mais seulement pour habiller leurs familles, leurs domestiques, et que, dans quelques villages, on fait des impériales, mais en si petite quantité, que, n'étant employées qu'en doublure, elles ne suffisent pas au détail de nos marchands.

Chapellerie. Plusieurs fabriques de chapeaux existaient au Vigan en même temps que celles de drap, de cadix et d'impériales; comme ces dernières, elles étaient en réputation: nos chapeaux étaient avantageusement connus en Languedoc, dans les provinces voisines, et même à Paris; ils étaient recherchés aux foires de Beaucaire, de Bordeaux; on en faisait des envois considérables dans le Levant, et cette branche de commerce était très-précieuse pour nous. Le désir peu réfléchi d'un gain plus considérable, mais qui ne fut que momentané, détermina malheureusement nos chapeliers à employer la bourre de bœuf: les chapeaux furent plus fins qu'à l'ordinaire, mais la moindre pluie les mît hors d'usage, et par là notre chapellerie tomba; celle de Lyon eut la préférence, qu'elle mérite encore; et depuis 40 ans nous n'avons que deux petites fabriques, dont nos campagnards usent les chapeaux.

Tonnellerie. On ne connaît pas l'époque de l'établissement de la tonnellerie au Vigan; mais on doit présumer qu'elle est très-ancienne, puisque le châtaignier est l'arbre des Cévennes, et que, pour le Midi de la France, ce n'est assez généralement qu'avec son bois qu'on fait les tonneaux, les cornues, les cerceaux, et qu'on façonne les douves et les planches d'enfonçure pour les futailles.

Ce commerce est très-considérable dans l'arrondissement du Vigan ; les communes d'Avèze, d'Arre, de Bez, de St. Véran-d'Esparon et du Vigan, sont les seules du canton où l'on travaille la tonnellerie.

Ces cinq communes seules expédient annuellement, pour Montpellier, Nismes et pour la côte, 4560 tonneaux, au moins, de 242 litres de capacité chacun, et quantité d'autres moins grands ; 2350 charges de cerceaux de différens diamètres, 500 cornues, 70 castels de douves, et 900 mètres de planche d'enfonçure.

La charge de cerceaux pour relier les demi-pièces d'eau-de-vie ou les tonneaux de 342 litres de capacité, est composée de 4 rouleaux, et chaque rouleau de 24 cerceaux.

Celle des *sémalens*, pour relier les cornues, est de 5 rouleaux de 50 cerceaux chacun.

Enfin celle des *anels*, pour les petits barrils, est composé de 15 rouleaux ou de 700 cerceaux.

Le *castel* est composé de 50 ponts, chaque pont de 14 à 18 douves, suivant leur plus ou moins de largeur, transversalement stratifiées.

Bonnetterie. Les fabriques de bas et de bonnets de laine étaient en activité au Vigan et dans la contrée en 1680; on ne tarda pas à en travailler en coton, et ce fut le nommé Fleschière, originaire de St. Laurent-le-Mînier, qui fit la première paire de bas de soie qui fut fabriquée au Vigan: les apprentis qu'il forma firent prospérer cette nouvelle branche de commerce, et alors celui de nos bas et bonnets de laine éprouva une diminution sensible.

Notre bonnetterie prit bientôt faveur; la consommation devint intéressante, et ne tarda pas à parvenir à l'état florissant où elle était au moment de la révolution: 356 métiers à bas de coton en fabriquaient annuellement 18,000 douzaines de paires, dont la principale consommation se faisait en Espagne par les Catalans, qui les y introduisaient en fraude. Ce débouché est aujourd'hui fermé, par la surveillance que le gouvernement Espagnol lui oppose; et la consommation de nos bas de coton en qualité ordinaire, dont la fabrication est actuellement réduite à 4500 douzaines, et celle des bonnets qui n'excède pas 1000 douzaines, est bornée à l'intérieur de la France.

Le commerce de nos bas de soie n'a pas été mieux traité: 570 ouvriers qui travaillaient dans le canton, fournissaient annuellement 12,000 douzaines de paires de bas au moins, qui suffi-

saient à peine aux demandes de l'Espagne, des
Indes espagnoles, de l'Italie, de l'Allemagne;
et aujourd'hui ce n'est que dans l'intérieur de
la France et en Italie que se fait la vente de
3 ou 4000 douzaines de paires de bas de soie
qui sortent de nos fabriques.

C'est par la désastreuse révolution de la France
que nous avons perdu ces précieuses branches de
notre commerce; c'est par elle que les deux
tiers de nos malheureux ouvriers, manquant
d'ouvrage, pressés par le besoin et accablés par
la cherté des vivres, ont été dans la dure néces-
sité de descendre de leurs métiers, et de chercher
à gagner leur vie au travail de la terre.

Depuis quelques années seulement on fabrique
ici des bas en coton dits de n.°, sur les métiers
à soie les plus fins: ces cotons, qu'on emploie
depuis le n.° 50 jusqu'au n.° 130, nous viennent
des filatures mécaniques de Paris, en paquets
de 2 kilogrammes: ces bas unis, brodés à bro-
dequin ou à dentelle, à trois fils au moins et
jusqu'à six, sont superbes; leur blanc est le
même que celui des belles perkales, et nous
aurions l'espoir que cette nouvelle branche de
commerce adoucirait la pénible situation de nos
ouvriers en bonnetterie, si la mode des bottes
et des pantalons n'était pas généralement suivie.

Cocons, Soie, Débris des filatures. La vente
des cocons, des différentes qualités de soie filée

et des débris de nos filatures, est un objet très-intéressant.

Parcheminerie. On a perdu le souvenir de l'époque à laquelle on préparait des parchemins au Vigan, mais on sait que cette fabrication était autrefois considérable : certains de nos mégissiers en préparent encore, mais en très-petite quantité.

Tannerie. Il y a environ 140 ans que le nommé Durand forma le premier atelier de tannerie au Vigan ; cet atelier travailla pendant 68 ans ; la famille Durand le vendit ensuite à la maison Portalés, qui, pendant 60 ans, exerça avec avantage le métier de tanneur, qu'elle a abandonné depuis 10 ou 12 ans. La maison Portalés n'avait pas tardé à avoir des confrères ; deux nouveaux ateliers furent montés : nous n'en avons actuellement que deux, et trois de nos mégissiers qui préparent aussi des cuirs, mais en si petite quantité, qu'ils ne suffisent pas à la consommation du canton, qui s'en procure de Montpellier et de Pézenas.

Les cuirs en poil, *Buenos-Ayres*, nous viennent par Marseille, Montpellier, Bordeaux ; les cuirs de pays ou cuirs de boucherie sont achetés ici, à Nismes, Clermont-Ferrand, Toulouse.

Les cuirs de veau nous viennent de Lyon, du Bourbonnais, de l'Auvergne et du Gevaudan.

Mégisserie. Le nommé Ricard, originaire de Millau, département de l'Aveyron, s'établit au

Vigan en 1720, et y monta le premier atelier de mégisserie, qui, depuis cette époque, est encore dirigé par les descendans de sa famille.

Nous avons treize mégissiers dont le commerce est très-étendu et florissant; trois de ces mégissiers travaillent aussi en tannerie, et plusieurs autres font le commerce des laines de toison qu'ils trouvent dans le pays, et cet article ne laisse pas d'être intéressant.

Nos treize mégisseries occupent 50 ouvriers; il en sort annuellement au moins 700 douzaines de peaux de mouton au roux préparées à l'écorce de chêne-vert, 800 douzaines préparées au sumac, 3000 douzaines en blanc, et 3000 douzaines de peaux d'agneau ou de chevreau : ces peaux sont achetées dans le département du Gard ou de l'Érau.

Nos cordonniers ou ceux des environs emploient les peaux de mouton au roux, dont la principale vente se fait à Marseille, aux foires de Villeneuve-d'Avignon et de Beaucaire.

Les peaux de mouton préparées au sumac sont envoyées à Paris, et c'est là qu'on les apprête en marroquin.

La consommation des peaux d'agneau et de chevreau mégies au Vigan, se fait à Grenoble, à Paris et en Italie.

Les peaux de mouton et d'agneau qu'on prépare ici, produisent environ 550 quintaux de laine : celle de mouton, dite *pélade*, se vend aux fabriques de drap de Lodève, St. Affrique, Castres ; et celle d'agneau *anissés*, à la Canourgue, département de la Lozère.

Filature mécanique. Depuis environ deux ans, le sieur Annat fils a établi au Vigan une filature mécanique de gros coton, qui consiste en deux cardes, deux laminoirs, six métiers mull-jenny portant 352 broches ; et cette filature, qui occupe actuellement 15 jeunes enfans et 8 adultes, sera très-incessamment augmentée de six cardes, de six métiers mull-jenny portant 728 broches et tous les accessoires : cet atelier occupera alors au moins 60 ou 80 individus.

C'est de ce nouvel établissement que les villes de St. Hippolyte et de Sauve tirent tout le coton qu'on y emploie à la fabrication des bas : les débris du coton soumis à cette mécanique, seront filés au rouet, et occuperont un grand nombre de femmes et de filles.

TABLEAU N.º 1.

POPULATION DU CANTON DU VIGAN

D'APRÈS LE DERNIER DÉNOMBREMENT FAIT EN 1818;

Savoir :

Le Vigan, chef-lieu d'arrondissement et de canton, et sa Paroisse. . .	5000 âmes.
Arphi.	538
Arre.	506
Aulas.	889
Avèze.	874
Bez.	836
Breau.	885
St. Véran-d'Esparon.	53
Mandagout.	1123
Mars.	273
Molières.	672
Montdardier.	601
Pomiers.	251
Rogues.	494
Salagoses.	79

TOTAL de la population du canton
du Vigan. . . . . 13074 âmes.

N.º 2.

TABLEAU des Mariages au Vigan, depuis le 1.er Janvier 1808, jusqu'au 31 Décembre 1817.

ANNÉES.	MOIS.												TOTAL.
	Janvier.	Février.	Mars.	Avril.	Mai.	Juin.	Juillet.	Août.	Septembre.	Octobre.	Novembre.	Décembre.	
1808.	4	6	2	2	3	2	1	1	2	4	2	2	31
1809.	3	3	2	5	4	4	3	2	4	4	2	1	37
1810.	2	2	3	2	2	5	2	3	1	2	3	1	28
1811.	6	5	1	2	1	3	1	1	»	2	1	1	24
1812.	4	»	4	2	4	2	3	2	1	3	2	6	33
1813.	5	6	3	4	3	1	2	»	3	3	6	3	39
1814.	2	4	2	1	1	1	3	1	6	1	1	»	23
1815.	»	1	2	»	4	2	1	5	1	1	11	5	33
1816.	10	2	2	4	5	2	1	3	1	1	1	1	33
1817.	3	2	4	1	2	1	1	2	»	2	1	1	20
TOTAUX.	39	31	25	23	29	23	18	20	19	23	30	21	301

N.º 3.

TABLEAU des Naissances au *Vigan*, depuis le 1.ᵉʳ Janvier 1808, jusqu'au 31 Décembre 1817.

ANNÉES.	SEXE.	Janvier.	Février.	Mars.	Avril.	Mai.	Juin.	Juillet.	Août.	Septembre.	Octobre.	Novembre.	Décembre.	Garçons	Filles.	TOTAL.
1808.	garçons.	6	10	8	3	2	2	4	13	3	7	5	8	71		145
	filles.	7	9	4	7	4	4	6	8	6	5	9	5		74	
1809.	garçons.	8	5	9	9	3	5	5	5	4	3	4	7	70		147
	filles.	6	10	10	4	5	4	6	10	9	8	5	4		77	
1810.	garçons.	6	1	9	10	4	5	7	9	5	8	5	6	74		145
	filles.	4	8	9	7	8	4	9	4	3	3	3	4		71	
1811.	garçons.	4	4	3	8	6	6	10	3	11	5	2	5	58		132
	filles.	4	7	6	10	3	3	5	4	8	8	8	5		74	
1812.	garçons.	9	6	5	7	3	6	4	3	3	3	5	4	69		125
	filles.	9	10	7	2	6	3	2	6	5	6	5	6		56	
1813.	garçons.	4	6	11	6	6	7	5	7	3	4	6	7	75		121
	filles.	3	5	4	5	2	4	2	5	6	6	2	4		46	
1814.	garçons.	10	4	6	4	6	5	11	5	10	4	11	8	78		145
	filles.	6	4	9	5	8	7	4	4	8	»	»	7		67	
1815.	garçons.	8	4	6	12	5	2	7	6	6	3	5	5	75		137
	filles.	4	5	2	3	4	4	6	8	7	5	4	6		62	
1816.	garçons.	13	8	4	8	4	6	4	8	2	2	9	3	75		134
	filles.	6	11	5	6	3	5	6	4	5	10	2	4		59	
1817.	garçons.	7	6	7	1	9	2	6	6	2	8	3	»	62		130
	filles.	4	10	9	6	2	[illegible]	5	10	[illegible]	[illegible]	[illegible]	[illegible]		68	
TOTAUX.		128	133	133	123	93	94	114	128	110	103	97	105	707	654	1361

N.º 4.

TABLEAU des Décès au *Vigan*, depuis le 1.ᵉʳ Janvier 1808, jusqu'au 31 Décembre 1817.

ANNÉES.	SEXE.	Janvier.	Février.	Mars.	Avril.	Mai.	Juin.	Juillet.	Août.	Septembre.	Octobre.	Novembre.	Décembre.	hommes.	femmes.	TOTAL.
1808.	hommes.	5	8	5	2	6	4	5	4	8	3	3	5	58		112
	femmes.	5	7	4	3	7	4	2	6	5	»	»	4		54	
1809.	hommes.	3	8	2	4	4	2	9	5	»	2	2	7	63		124
	femmes.	2	2	4	5	7	8	8	10	15	5	5	5		61	
1810.	hommes.	10	7	7	4	7	12	11	5	7	2	6	4	72		145
	femmes.	3	2	6	4	7	3	6	4	3	6	5	1		73	
1811.	hommes.	7	2	5	7	7	7	6	10	5	2	3	2	62		124
	femmes.	7	6	5	4	6	4	7	4	5	5	5	8		62	
1812.	hommes.	7	3	11	4	7	6	6	5	6	4	2	2	67		123
	femmes.	9	5	8	4	4	2	1	8	11	4	2	2		56	
1813.	hommes.	6	4	4	4	6	5	1	6	6	8	2	4	50		99
	femmes.	3	1	4	1	6	2	7	12	7	2	2	8		49	
1814.	hommes.	10	7	6	6	9	5	7	5	7	7	2	6	68		132
	femmes.	2	6	8	3	2	5	6	6	8	3	2	6		64	
1815.	hommes.	4	8	4	5	2	2	12	11	7	6	2	3	67		129
	femmes.	6	4	5	5	2	2	8	4	7	3	5	6		62	
1816.	hommes.	4	4	3	4	7	8	5	4	7	5	1	6	47		119
	femmes.	4	14	5	2	3	3	3	8	4	6	3	11		72	
1817.	hommes.	»	4	5	2	2	4	8	8	4	7	3	4	55		113
	femmes.	7	5	4	2	4	3	5	8	7	6	3	3		58	
TOTAUX.		104	108	104	87	106	79	104	131	147	102	60	88	609	611	1220

N.º 5.

NÉCROLOGE ou *NOTICE* des âges des personnes décédées parmi les habitans de la ville du *Vigan*, pendant dix années; savoir : du 1.er Janvier 1808 au 31 Décembre 1817.

ÉPOQUES.	De la naissance à 1 an.		De 1 an à 5.		De 5 à 10 ans.		De 10 à 20 ans.		De 20 à 30 ans.		De 30 à 40 ans.		De 40 à 50 ans.		De 50 à 60 ans.		De 60 à 70 ans.		De 70 à 80 ans.		De 80 à 90 ans.		De 90 à 100 ans.		TOTALITÉ.		
	garçons.	filles.	garçons.	filles.	garçons.	filles.	garçons.	filles.	hommes.	femmes.	hommes.	femmes.	hommes.	femmes.	hommes.	femmes.	hommes.	femmes.	hommes.	femmes.	hommes.	femmes.	hommes.	femmes.	hommes.	femmes.	TOTAL.
1808.	9	11	13	13	4	5	3	»	5	1	1	8	4	2	4	2	4	4	5	5	6	2	»	1	58	54	112
1809.	13	14	16	19	5	2	1	2	1	3	5	5	3	4	4	3	5	7	7	2	2	»	1	»	63	61	124
1810.	14	15	14	12	4	8	3	5	2	6	3	5	1	4	5	3	7	6	9	7	8	2	2	»	72	73	145
1811.	13	9	15	22	4	2	4	2	2	3	»	2	2	2	4	3	4	3	6	8	8	4	»	2	62	62	124
1812.	15	7	6	15	»	3	2	2	5	2	1	6	3	4	7	4	12	8	8	3	7	2	1	»	67	56	123
1813.	17	10	12	16	»	3	1	»	3	»	2	5	1	»	2	2	2	7	6	3	4	3	»	»	50	49	99
1814.	17	14	7	7	3	6	»	4	5	4	3	3	4	5	11	7	11	4	5	3	2	6	»	1	68	64	132
1815.	18	13	17	12	5	7	»	4	1	2	2	4	2	1	5	6	5	4	8	3	4	5	»	1	67	62	129
1816.	13	14	7	14	3	2	2	5	1	2	3	6	3	3	6	1	5	9	3	8	1	8	»	»	47	72	119
1817.	14	10	11	14	1	4	2	4	1	3	2	2	5	2	2	1	7	5	3	8	7	5	»	»	55	58	113
Total du nombre des hommes et des femmes.	143	117	118	144	29	43	18	28	26	26	22	46	28	27	50	32	62	57	60	50	49	37	4	5	906	611	
Total des années des hommes et des femmes. (ans)	49	48	248	320	210	280	288	406	651	652	768	1600	1253	1224	2727	1738	3972	3662	4438	3705	4064	3072	364	462	19082	17169 (ans)	
Total du nombre des individus. (indiv.)	260		262		71		46		52		68		55		82		119		110		86		9		1220		
Total des années de vie. (ans.)	97		568		490		694		1303		2368		2477		4465		7634		8193		7136		826		36251 (ans.)		

N habitans de la ville du Vigan, pendant dix Décembre 1817.

	De 60 70 ans.		De 70 à 80 ans.		De 80 à 90 ans.		De 90 à 100 ans.		TOTALITÉ.		
	hommes.	femmes.	hommes.	femmes.	hommes.	femmes.	hommes.	femmes.	hommes.	femmes.	TOTAL.
	4	4	5	5	6	2	»	1	58	54	112
	5	7	7	2	2	»	1	»	63	61	124
	7	6	9	7	8	2	2	»	72	73	145
	4	3	6	8	8	4	»	2	62	62	124
	12	8	8	3	7	2	1	»	67	56	123
	2	7	6	3	4	3	»	»	5o	49	99
	11	4	5	3	2	6	»	1	68	64	132
	5	4	8	3	4	5	»	1	67	62	129
	5	9	3	8	1	8	»	»	47	72	119
	7	5	3	8	7	5	»	»	55	58	113
Nbre… et	62	57	60	5o	49	37	4	5	906	611	
Total des… de…	72	3662	4488	3705	4064	3072	364	462	19082	17169 ans	
To…	139		110		86		9		1220 ans		
To…	7634		8193		7136		826		36251 ans		

Considérations générales relativement à la population.

Parmi les inductions générales qu'on peut tirer des relevés que présentent les tableaux n.ᵒˢ 1, 2, 3, 4 et 5, en comparant leurs résultats à ceux de même nature, obtenus par les relevés faits à Nismes et à Montpellier (L), on remarquera,

1.º Que, relativement à sa population, les mariages sont annuellement en nombre assez faible au Vigan.

Rapport du nombre annuel des mariages à la population.

Au Vigan.... 1 mariage sur 132 individus.
A Nismes.... 1   *id.*   sur 117   *id.*
A Montpellier. 1   *id.*   sur 110   *id.*

2.º Que la fécondité est plus considérable au Vigan qu'à Montpellier, et qu'elle y est moindre qu'à Nismes.

Rapport du nombre annuel des enfans à celui des mariages.

Au Vigan.... 100 mariages correspondent à 452 naissances.
A Nismes.... 100 *id.*   *id.* à 491 *id.*
A Montpellier. 100 *id.*   *id.* à 416 *id.*

(L) Voyez, pour Nismes, la Topographie de cette ville et de sa banlieue, par MM. Jean-César Vincent et Baumes, pag. 116 et suivantes; et pour Montpellier, le Mémoire de M. Mourgue de Montredon, consigné dans l'Histoire de la Société royale de médecine, années 1780 et 1781, pag. 378.

3.º Que, toujours en raison de la population, le nombre des naissances annuelles est moindre au Vigan qu'à Nismes, et un peu plus faible qu'à Montpellier.

Rapport du nombre annuel des naissances à la population.

Au Vigan. . . . 10 naissances sur 292 individus.
A Nismes. . . . 10   *id.*   sur 238   *id.*
A Montpellier. 10   *id.*   sur 264   *id.*

4.º Que si le Vigan paraît avoir des désavantages en considérant ces premiers élémens d'accroissement de population, on reconnaîtra que le résultat définitif est en sa faveur, puisque, relativement à sa population, le nombre des décès est infiniment moindre au Vigan qu'à Nismes et qu'à Montpellier.

Rapport du nombre annuel des décès à la population.

Au Vigan, d'après les
  relevés actuels. . . . . 10 décès sur 342 individus.
Depuis la découverte de
  la vaccine, d'après les
  supputat.ˢ suivantes :
Pour l'époque de 1780. 10 *id.*   sur 305   *id.*
A Nismes, en 1780. . . . 10 *id.*   sur 248   *id.*
A Montpellier, en 1780. 10 *id.*   sur 269   *id.*

La salubrité de notre climat et l'avantage dont

jouissent les villes peu considérables sur les cités très-populeuses, ont pu sans doute concourir à la très-grande différence qui existe en faveur du Vigan, relativement aux décès et à la population d'après les calculs que je présente aujourd'hui pour cette ville et ceux faits à Nismes et à Montpellier ; mais une aussi grande disproportion ne peut être produite par les seules causes que je viens d'indiquer, et je dois ajouter que les relevés faits au Vigan n'ont lieu que 40 ans après ceux faits à Nismes et à Montpellier ; que ce laps de temps doit entrer en grande considération ; que d'ailleurs les relevés pour ces deux dernières villes sont bien antérieurs à la découverte de la vaccine, et que ceux pour le Vigan sont depuis qu'on y jouit des grands avantages de cette insertion, que j'ai portée dans l'arrondissement dans le premier mois de son introduction en France, et que je propage avec le zèle que je dois à l'utilité publique, et le désir que j'ai de remplir les vues paternelles de notre auguste Monarque.

Il est donc évident que, malgré l'exactitude de ces divers calculs, si on voulait en déduire la proportion de la vitalité moyenne dans ces trois villes, on aurait un résultat fautif, puisqu'on comparerait la durée de la vie au Vigan (de 34 ans 2 mois 12 jours), depuis la précieuse découverte de Jenner, qui sauve un très-grand nombre d'enfans, avec la durée de la vie à Nismes (de 24 ans 10 mois) et à Montpellier (de 26 ans 9 mois), qui est celle qu'on devait y compter avant qu'on eût pu y jouir du bienfait de la vaccine.

Le tableau n.° 5, qui présente le nombre d'années qu'ont vécu les individus décédés au Vigan, dans le cours des dix années qui ont fini le 31 décembre 1817, fournit un moyen approximatif d'évaluer la vitalité moyenne des habitans du Vigan, à une époque antérieure à l'usage de la vaccine : ce moyen approximatif consiste à diviser la somme des années de vie des individus de tout âge, décédés dans cet intervalle de temps, par leur nombre ; car l'usage de la vaccine ne remontant pas à vingt ans, les sujets que cette heureuse pratique a préservés de la petite-vérole, mais qui ont succombé à d'autres maladies, dans le cours de dix ans que j'ai pris pour base, n'apportent à la masse qu'un nombre d'années très-inférieur au terme moyen antérieur de vitalité, et le plus souvent qu'un ou deux ans seulement, à raison d'autres maladies dont le premier âge est assailli ; cette cause offre une compensation à la diminution opérée dans le diviseur par un moindre nombre de décès : d'ailleurs il ne s'agit ici que d'une approximation, et d'autres remarques étayeront ces premières inductions.

Somme totale des années de vie. 36251.

Plus pour les individus que la
   proportion des naissances   849.
   indique exister encore.

        Total. . . . . . 37100. | 1220 individus.
                     50. ——————
                          30 ans 5 mois.
                     12.

                    600.

On trouve qu'avant l'introduction de la vaccine, la durée de la vie, au Vigan, était de 30 ans 5 mois ; le rapport actuel des décès à la population l'élève à 34 ans 2 mois , et par conséquent à environ 3 ans 9 mois, ou plus du 9.ᵉ en sus, que nous devons à cette précieuse méthode.

Plusieurs raisons viennent à l'appui de cette approximation :

1.º Diverses observations, celles de M. Mourgue de Montredon (M) en particulier, établissent que, dans le Midi de la France, la mortalité produite par les épidémies varioliques, sur les enfans au-dessous de 5 ans, est du 10.ᵉ des naissances ; et si on y ajoute l'effet de ce fléau sur les individus qui ont passé cet âge, on retrouve et au-delà la proportion du 9.º qui, d'après mes précédens calculs, a été sauvé par la vaccine.

____

(M) Voyez le Mémoire que je viens de citer.

2.° On voit par le même Mémoire de l'auteur déjà cité, et par la Topographie de Nismes, que les décès, parmi les enfans au-dessous d'un an, s'élevaient, à Montpellier et à Nismes (N), au-dessus du quart des naissances : or , les relevés exacts des dix dernières années, au Vigan, ne présentent qu'environ $\frac{1}{5}^e$ pour les individus des deux sexes décédés dans le cours de leur première année ; ce qui donne, sur ce premier âge seulement, une bonification considérable, puisqu'elle se porte à environ $\frac{1}{17}^e$ de la totalité des naissances, et que cette bonification, fortifiée par celle qu'on remarque sur les périodes suivantes, jusqu'à l'âge de 5 ans, passe encore le rapport du 9.e, ce qui est parfaitement conforme aux deux autres calculs.

J'ai négligé à dessein une partie de l'excès au-dessus du quart dans le nombre des enfans décédés à Nismes, avant l'âge d'un an, afin de tenir par là quelque compte des avantages bien démontrés qu'avait le Vigan dans l'état précédent des choses, à raison de l'influence de son climat; et si l'on trouve que, dans ces diverses supputations, je n'accorde pas assez à la salubrité du pays, on doit considérer que, malgré un zèle soutenu, la vaccine n'a pu parvenir, dans ces premiers temps, à la généralité qu'elle obtiendra dans la suite.

(N) A Nismes sur-tout, où il en mourait 2⁻5 sur 1000.

Cette considération m'engage à réduire à près d'un tiers les avantages obtenus, antécédemment à ce jour, par ce préservatif, par conséquent à $\frac{1}{12}^e$ (0) au lieu de plus d'un 9.e que j'ai trouvé : ce surplus exprime et au-delà ce que peut la salubrité de notre climat, et que c'est à son heureuse influence qu'est dû l'âge avancé auquel parvient un aussi grand nombre des habitans de cette ville.

Ces divers calculs et rapprochemens établissent, d'une part, les très-grands avantages du site, de l'air et des eaux du Vigan, pour la longévité ; et de l'autre, ils réduisent à l'absurde les raisonnemens des anti-vaccinateurs.

Observations particulières sur la population du Vigan.

Je me restreindrai à un petit nombre de remarques parmi celles qui sont d'un intérêt moins grand ou purement local, et qui résultent de l'examen des tableaux mensuels n.ºs 2, 3 et 4 : on y verra,

1.º Que le plus grand nombre de mariages a lieu hors des temps des récoltes et principalement dans les mois de janvier, février et

---

(0) On doit néanmoins rester convaincu que lorsque l'usage de la vaccine sera général, son bienfait s'élèvera en effet au 9.e des naissances annuelles.

novembre ; que ces trois mois seulement en comprennent le tiers, et que la moindre quantité est contractée en juillet, août et septembre, pendant lesquels mois on ne célèbre que $\frac{1}{6}$e de ceux de l'année.

2.º Que, conformément à la remarque générale que j'en ai déjà faite, les naissances sont en plus grand nombre dans les mois de janvier, février et mars, correspondant, à 9 mois d'intervalle, à ceux d'avril, mai et juin ; qu'elles diminuent en avril, qui répond à juillet, et sont réduites au *minimum* aux mois de mai et de juin, qui se rapportent à ceux d'août et septembre ; qu'elles sont dans un terme moyen le reste de l'année, à l'exception d'août, qui correspond à novembre, où elles s'élèvent de nouveau à leur *maximum*.

3.º On reconnaîtra que le mois de novembre mérite d'être noté bien avantageusement au Vigan, et qu'il doit être considéré comme le réparateur des pertes qu'on y éprouve relativement à la population. J'ai déjà dit que c'est un de ceux pendant lesquels il se fait le plus de mariages ; et les résultats des tableaux n.ºˢ 3 et 4 prouvent que l'on doit y compter plus de deux conceptions pour un seul décès.

Une dernière observation tirée de l'examen des mêmes tableaux n.ºˢ 3, 4 et 5, donne la conviction que l'avantage est très-grand, au

Vigan, du côté de l'accroissement de population masculine : en effet, on trouve dans le tableau des naissances environ $\frac{1}{12}^e$ de plus de garçons que de filles ; tandis que la comparaison des décès dans les deux sexes, au lieu de présenter un résultat pareil, offre, au contraire, encore une légère augmentation en faveur des garçons. Frappé d'une telle disproportion, j'ai dû refaire les relevés avec soin, et redouter qu'il ne s'y fût glissé quelque erreur ; mais assuré de leur exactitude, j'ai dû examiner quelle était la durée moyenne de la vie pour chacun des sexes séparément, et en me servant de la somme des âges que donne le tableau n.º 5 (32 ans 9 mois) pour les hommes et (28 ans seulement) pour les femmes ; le terme moyen pour les deux sexes ensemble est (30 ans 5 mois), ainsi que je l'ai déjà dit, pour l'époque antérieure à l'usage de la vaccine.

D'après cela, loin d'avoir à diminuer l'avantage trouvé en faveur de la population masculine, il est nécessaire de l'accroître encore des chances favorables que lui donne une plus longue durée moyenne de vie, et on évaluera l'accroissement total qui doit résulter pour cette portion de la population, au-dessous plutôt qu'au-dessus de sa quantité réelle, en portant à $\frac{1}{15}^e$ de la totalité des naissances dans les deux sexes, ce qui donne à peu près 10 garçons de plus chaque

année. Le tableau n.º 8 nous fait voir que l'accroissement annuel est actuellement en total
de 24 individus; on devra donc y compter 17
hommes et 7 femmes seulement : différence
immense, puisque, par son effet, la population
masculine doublerait en 80 et quelques années
par cet accroissement progressif, tandis que le
nombre des femmes ne serait doublé, par ce
même effet, que dans environ deux siècles.

Par quelques causes que soient déterminés
de pareils résultats, il n'en est pas moins vrai
qu'une fois qu'ils sont constatés, on doit être
reçu à les faire entrer en ligne de compte; et
les personnes qui, bien que très-éloignées de
rapporter tout aux causes physiques, savent
qu'elles influent puissamment sur les déterminations morales, sur les habitudes et l'esprit des
peuples, remarqueront avec intérêt le rapport
qui se trouve entre cette augmentation dans la
partie de la population qui se consacre à la
profession des armes, et l'esprit militaire si mar-
quant parmi les habitans du Vigan. En effet, la
disproportion dans le nombre des individus des
deux sexes étant à l'avantage des hommes, a
dû en engager un plus grand nombre à em-
brasser l'état militaire, qui, ne les éloignant
de chez eux que temporairement et pour y repa-
raître avec plus d'honneur, était moins contraire
à cet attachement naturel que les habitans des

montagnes portent à l'extrême pour leur pays natal, que ne l'eût été tout autre parti regardé comme une entière expatriation. Et ne doit-on pas présumer que ces dispositions et l'émulation des vertus guerrières, ont dû se fortifier par les leçons et les encouragemens de ceux qui ont déjà parcouru cette honorable carrière, et par l'espoir de mériter comme eux des distinctions et des récompenses ?

N.º 6.

TABLEAU comparatif des mortalités au Vigan, avec celles à Nismes et à Montpellier, rapportées pour ces divers lieux à 2000 individus de tout sexe, à 1000 hommes et à 1000 femmes.

AGE DES PERSONNES DÉCÉDÉES.	SUR 2000 DE TOUT SEXE.			SUR 1000 HOMMES.			SUR 1000 FEMMES.		
	Au Vigan.	A Nismes.	A Montpellier.	Au Vigan.	A Nismes.	A Montpellier.	Au Vigan.	A Nismes.	A Montpellier.
De la naissance à 1 an.	426	550	501	235	308	277	191	242	224
De 1 an à 5.. . . .	430	576	466	194	284	232	236	292	234
De 5 ans à 10. . . .	116	93	95	48	49	48	68	44	47
De 10 à 20 ans. . .	75	73	62	29	30	29	46	43	33
De 20 ans à 30. . .	84	73	96	42	33	48	42	40	48
De 30 ans à 40. . .	111	103	105	38	41	47	73	62	58
De 40 ans à 50. . .	91	91	118	46	43	61	45	48	57
De 50 ans à 60. . .	134	124	137	80	62	73	54	62	64
De 60 ans à 70. . .	195	135	144	102	62	75	93	73	69
De 70 ans à 80. . .	181	119	143	98	59	63	83	60	80
De 80 ans à 90. . .	141	53	110	81	23	41	60	30	69
De 90 ans à 100. . .	16	10	23	7	6	6	9	4	17
TOTALITÉS, . .	2000	2000	2000	1000	1000	1000	1000	1000	1000

N.° 7.

DÉDUCTIONS *tirées de ces comparaisons, plus particulièrement entre le Vigan et Nismes.*

SUITE DE LA COMPARAISON SUR 2000 INDIVIDUS DE TOUT SEXE DÉCÉDÉS.	AU VIGAN.	A NISMES.	DIFFÉRENCES.	RÉFLEXIONS PAR RAPPORT A MONTPELLIER.
Mortalités jusqu'à l'âge de 5 ans. . . .	856	1126		Le climat de Montpellier, bien que très-renommé, n'approche pas, pour la salubrité, de celui du Vigan; il offre des avantages sur celui de Nismes pour les enfans et les vieillards; mais il est encore moins favorable que ce dernier pour les autres époques de la vie, particulièrement de 20 ans à 30, et de 40 ans à 50.
		856		
Avantage pour le Vigan.	. . . .	270	270	
Mortalités de l'âge de 5 ans à celui de 40.	387	342		
	342			
Il faut déduire de cette différence la mortalité proportionnelle pour les 270 individus précédemment conservés; elle serait exactement de 45; ce qui détruit toute différence sur les mortalités de 5 ans à 40.	45			
	45			
	00		00	
Si cependant on veut avoir le nombre d'individus que le Vigan conserve de plus à l'âge de 40 ans, on retranchera.	. . . .	. . . .	270	
			45	
Et l'on voit qu'il reste à l'avantage du Vigan.	. . . .	. . . . .	225	
Ce qui est environ 1/9.e des 2000 pris à la naissance.				
De 40 ans à 50 le nombre est absolument égal dans ces deux villes, ce qui donne encore un très-grand avantage au Vigan, puisqu'il est alors censé n'en point mourir sur l'excédant des individus précédemment conservés. De 50 ans à 60, le rapport est à peu près soutenu; mais on trouve au Vigan un nombre bien plus grand d'individus parvenus vers les derniers termes de la vie humaine : après 70 ans on en a au Vigan près du double.	338	182		
	182			
	156	. . . . .	156	

N.º 8.

TABLEAU comparatif de l'accroissement de population au Vigan (d'après les relevés actuels), et à Montpellier (d'après ceux faits en 1780).

On se sert pour ces calculs des rapports déjà établis pour ces deux villes; savoir : des mariages à la population, des naissances aux mariages, des naissances à la population, et des décès à la population. On a choisi Montpellier, parce que le climat en est regardé comme très-salubre, et que c'est la ville la plus rapprochée du Vigan. Les populations comparées sont comme 1 : 7.

LE VIGAN.

Rapport des naissances aux mariages.   4,52 | 1,32

On divise par le rapport des mariages à la population. }
   560   0,03424
   320
   560

On multiplie par le rapport des décès à la population. }
   0,03424
   342
   —
   6848
   13696

Supprimant l'unité, on divise l'excédant par le rapport des naissances à la population. }
   10272
   1,171008 | 2,92
   2500   0,00586
   1648

On voit que l'accroissement annuel est, au Vigan, d'environ 6 individus par 1000, ou de 9 sur 1500.

MONTPELLIER.

Rapport des naissances aux mariages.   4,16 | 1,10

   860   0,03782
   900
   200

On multiplie par le rapport des décès à la population. }
   0,03782
   269
   —
   34038
   22692

Supprimant l'unité, on divise l'excédant par le rapport des naissances à la population. }
   7564
   1,017358 | 2,64
   1518   0,00065
   198

L'accroissement annuel n'était, à Montpellier, que d'environ 1 individu sur 1500 de population, et ce faible bénéfice, on était obligé de le réduire à zéro, en considération des enfans mis en nourrice et décédés dans les campagnes.

Suite ou réflexions par rapport aux relevés de mouvement de population au Vigan , depuis la propagation de la méthode salutaire de la vaccine.

On voit par les deux supputations ci-dessus, que l'avantage reste en entier au Vigan pour un accroissement proportionnel de population de. . . . . 0,00586 individus.
qui, multiplié par 4000
(C'est la population approchée du Vigan au commencement de ce siècle.)
donne un accroissement annuel de . . . . 24 individus.

Dans un tel état de choses, si, à la cessation de la guerre, vient se joindre la vivification du commerce et de l'industrie, qui faciliterait un plus grand nombre de mariages, et plus de moyens de sustanter la classe nombreuse des fabricans et ouvriers, il n'y a nul doute que le Vigan, par le seul effet de cet accroissement progressif, ne vît doubler sa population dans le cours de ce siècle.

u Vigan (d'après les relevés actuels), et à
ts en 1780).

ux villes; savoir : des mariages à la population,
s décès à la population. On a choisi Montpellier,
c'est la ville la plus rapprochée du Vigan.

MONTPELLIER.

ort des naissances aux mariages. 4,16 | 1,10

860 | 0,03782

900

200

multiplie par le rapport }   0,03782
lécés à la population.   269
                              ――――――
                               34038
                               22692
pprimant l'unité, on   7564
e l'excédant par le rap-   1,017358 | 2,64
des naissances à la po-   1518 | 0,00065
.ion.   198

ccroissement annuel n'était, à Montpellier, que
viron 1 individu sur 1500 de population, et ce
e bénéfice, on était obligé de le réduire à zéro,
onsideration des enfans mis en nourrice et décédés
les campagnes.

---

nt de population au Vigan , depuis la
ire de la vaccine.

reste en entier au Vigan pour un accroissement
. . . . 0,00586 individus.
. . . . 4000
                    ――――――
de ce siècle.)
. . . . 24 individus.

ient se joindre la vivification du commerce et
ges, et plus de moyens de sustanter la classe
e Vigan, par le seul effet de cet accroissement
cle.

SECONDE PARTIE.

CHAPITRE I.er

Météorologie.

La température du canton du Vigan est assez douce : des observations suivies avec exactitude la feraient connaître d'une manière précise ; de pareilles observations n'ont jamais été faites au Vigan : des courses fréquentes, d'assez longues absences, que les devoirs de mon état exigent, n'ont pu me permettre de me livrer à ce travail, et je suis réduit à donner des approximations qui ne sont pas trop hasardées, et que le séjour ou le passage des oiseaux dans le canton peut fortifier.

Les chaleurs les plus vives n'élèvent ordinairement le mercure que du 25° au 26° du thermomètre octogésimal, et nos froids les plus rigoureux ne le font descendre |qu'au 6°, 5 au-dessous de la congélation.

La plus grande hauteur du baromètre est de 27 $^{p.}$ 8 $^{l.}$; il descend jusqu'à 26 $^{p.}$ 11 $^{l.}$

CHAPITRE II.

Vents. Les vents du Nord et Nord-Est dominent le plus ordinairement pendant l'hiver ; fréquemment ils font périr nos fruits au commencement du printemps, et il n'est pas rare qu'à la fin de septembre ou au commencement d'octobre, ils nous enlèvent la récolte des châtaignes qu'on est au moment de ramasser : ces vents sont d'ailleurs salubres.

Les vents d'Est règnent rarement ; et alors ils ont les avantages ou les inconvéniens de ceux dont ils se rapprochent le plus.

Les vents du Sud (Marin) favorisent la végétation dans nos contrées, et c'est sans doute ce qui leur a mérité le nom de *Pères nourriciers des Cévennes :* néanmoins ils nuisent quelquefois aux vers-à-soie, et trop souvent, à la fin de septembre ou au commencement d'octobre, ils donnent lieu à des inondations qui ravagent le pays et entraînent les châtaignes.

L'Ouest *(Roudergo),* par son impétuosité, fait souvent de grands ravages dans nos campagnes ; sa température froide, lorsqu'il tend au Nord, nuit infiniment à la végétation ; s'il tourne au Sud, il devient mou, accablant, et souvent il fait périr les vers-à-soie ; il est d'ailleurs plus incommode que nuisible à l'organisation physique des habitans.

En général, les fréquentes et subites variations des vents, plus que leur mauvaise qualité, donnent lieu à des indispositions qui, négligées, développent des maladies.

Les Cévennois n'ont pas à redouter les funestes

effets des émanations putrides dont les vents du Midi se saturent en traversant les marais : ces vents sont dépouillés de ces miasmes délétères lorsqu'ils parviennent ici, et nous n'avons pas à nous plaindre de l'abattement extrême, de l'étouffante chaleur dont ils frappent tout ce qui vit sur la côte, même à d'assez grandes distances. Je dirai cependant qu'en 1768, les vents Marins régnèrent très-long-temps, presque sans interruption, et avec une impétuosité dont on ne connaissait pas d'exemple; que les nuages chassés avec vélocité, portaient de nuées de petits moucherons qui obscurcissaient le ciel; que presque tous les jours d'été il pleuvait sur la montagne de l'Espérou, à Meyrueis, et qu'un épais brouillard humide couvrait cette contrée, ce qui ne permit pas de battre les grains, qui germèrent et se pourrirent en gerbe dans les communes de Lanuéjols, à Lafous, à Mont-jardin, à Servillères, à Lissides et autres lieux, partie Ouest et extrémité du département du Gard. Bientôt cet infortuné pays fut affligé d'une épidémie très-répandue, très-meurtrière, que le docteur Tandon, médecin de Montpellier, caractérisa de fièvre maligne bilieuse. Ce médecin distingué, et d'une réputation méritée, qui, par ordre de l'intendant de Languedoc, s'était rendu sur les lieux avec M. Poutingon, chirurgien, dit à la page 47 du Mémoire qu'il publia :

« Les causes les plus apparentes de cette
« maladie sont l'excessive misère qui règne
« depuis long-temps parmi les habitans de ces
« montagnes, la mauvaise nourriture et la mal-
« propreté qui en sont inséparables, les alter-
« natives fréquentes de froid et de chaud, les
« orages, mais sur-tout les brouillards qu'ils y
« ont presque continuellement essuyés. »

Ajoutant à la page 54 du même Mémoire :
« La même cause, qui cette année a garanti
« nos côtes des maladies, paraît donc être en
« partie celle qui les a occasionées dans ces
« montagnes : le vent de mer qui a si souvent
« soufflé, n'a cessé de beaucoup élever les exha-
« laisons de nos marais et autres bas fonds qui
« les avoisinent, et de les y transporter. »

La note qu'on lit à la page 55 de ce Mémoire,
confirme cette opinion, et mérite d'être citée.

« M. Gouan, professeur en médecine, qui fit,
« à peu près en même temps, le voyage des
« Pyrénées pour la botanique, eut occasion de
« faire la même observation : le vent de mer
« y régnait depuis long-temps sans donner de
« pluie ; la plaine était exempte de maladies et
« la montagne en était désolée. »

J'observai moi-même au Vigan que ces vents
de mer, qui croisèrent long-temps sur nos têtes,
laissaient tomber par intervalles quelques grosses
gouttes de pluie, de petits moucherons ; que les

brouillards ne furent pas plus considérables qu'à l'ordinaire; que nos vallons furent exempts de maladies, et qu'il y en eut dans les communes des environs du Vigan situées sur des élévations, notamment dans celle de St. Véran-d'Esparon, qui est à l'O. S. O. du Vigan, et dont on a déjà vu que la hauteur au-dessus de la mer est de $619^{m.}$ 5.

Le mois de janvier est le plus froid de l'année; le Nord, et plus souvent le Nord-Est, règnent; s'ils tombent à l'Est, le ciel est obscurci par des nuages; et au temps vif et sec succède la pluie ou la neige.

Je crois convenable de dire ici que le 25 janvier 1799, pleine lune, le vent d'Ouest, assez chaud, avait régné tout le jour; que le soir il souffla avec impétuosité, et qu'il pleuvait con- sidérablement au Vigan; qu'à 10 heures du soir le Nord prit le dessus, chassa les nuages, et qu'à 11 heures nous aperçûmes, dans la direction du Nord-Est au Nord-Ouest, un arc très-blanc, de forme et de grandeur d'un arc-en-ciel ordinaire, dont tout l'espace en dessous de l'une à l'autre de ses extrémités était d'un blanc terne, tandis que l'horizon était du plus beau bleu et parsemé d'étoiles brillantes; le Nord, toujours violent, laissait tomber une bruine très-fine, et parfois l'arc était obscurci par des nuages qui passaient avec rapidité; à minuit et demi, les extrémités de l'arc parurent se rapprocher; sa partie supérieure, qui jusqu'alors avait paru à la même élévation, fut déprimée; à minuit et demi cet arc fut extrêmement rapetissé, et bientôt il cessa de paraître.

Je désignai sous le nom d'arc-en-ciel lunaire ce météore que je voyais pour la première fois, et que le docteur Huxham, qui en observa de pareils au mois de juin 1741 et au mois de mars 1742, nomme *lumen insolitum, arcus igneus, arcus lucidus, zona lucida ad modum iridis (P);* et peu de temps après j'eus occasion de voir que Muschembroeck en avait observé un pareil.

Le commencement de février est ordinairement pluvieux par les vents d'Est, Sud-Est, Sud et Sud-Ouest, qui se succèdent avec rapidité, et la pluie ne cesse que lorsque l'Ouest a pris le dessus, et que, par son impétuosité, il a dissipé les nuages : alors il perd de sa violence; il s'affaiblit par degrés, le ciel devient serein, le soleil brille, la végétation commence et annonce le prochain retour du printemps.

L'Ouest règne, presque sans interruption, pendant le mois de mars, et quelquefois avec tant d'impétuosité, qu'il ébranche, déracine les

---

(P) Voyez l'ouvrage de ce célèbre médecin, qui a pour titre : *Opera physico-medica,* tom. I, pag. 257 et 267.

plus gros arbres ; il tourne ordinairement au Nord-Ouest, alors le temps est froid et la végétation est suspendue.

Le même vent d'Ouest domine encore au commencement d'avril ; s'il tourne au Nord-Ouest, il nuit à la végétation déjà avancée ; et c'est au mois d'avril 1787 et dans le même mois de 1817, qu'une forte gelée fit périr la feuille de mûrier. Si au contraire le Sud ou Sud-Ouest lui succède, une pluie douce répare en partie le mal qu'avait causé l'Ouest tournant au Nord-Ouest, et la végétation reprend son activité.

Trop souvent le vent d'Ouest, ce dominateur ennemi des Cévennes, pousse des nuages noirs qui laissent tomber de grosses gouttes de pluie que le soleil a bientôt pompées, et c'est par-là que les fleurs et les fruits déjà formés sont brouis et que la feuille de mûrier est tachée.

Le plus ordinairement tous les jours du mois de mai sont marqués par la fréquente variation des vents ou par leur combat ; les nuages se croisent, se heurtent avec violence, ils s'entassent, le tonnerre gronde, et plusieurs fois le jour il pleut par ondées.

Le souvenir de la ruineuse grêle qui tomba au Vigan et dans le canton, le 21 juin 1801, ne m'empêchera pas de dire que ce mois est le plus beau de l'année ; que sa température est douce; que l'atmosphère est fréquemment rafraîchie par des vents étésiens; que le territoire est humecté par des rosées que le Sud-Sud-Est procure de temps en temps, et qu'alors rien ne manque à la beauté de la contrée.

Mais si l'Ouest-Sud-Ouest *(aoûra-roussa)* prend le dessus, le temps est bas, la chaleur étouffante, l'humidité domine, tout languit; les vers-à-soie souffrent et périssent par l'effet de cette température, connue sous le nom de *touffo*, à laquelle MM. Paroletti, Rigaud et Alexandre Vincent ont opposé avec succès les fumigations d'acide muriatique oxigéné, que j'ai employées moi-même avec avantage au moment où cette funeste température se manifestait, ayant lieu de penser, avec M. Nysten, que ces fumigations neutralisent les mauvaises qualités de l'air, qu'elles sont purement prophylactiques, et qu'elles n'ont aucune action directe contre la maladie.

Les plus fortes chaleurs de l'année se font sentir dans le mois de juillet; elles sont souvent tempérées par le Sud-Sud-Est; quelquefois des orages se forment à l'Ouest; les nuages poussés vers le Nord, suivent la crête des montagnes; le tonnerre éclate, la pluie tombe et ne cesse que lorsque l'orage est parvenu au Sud ou au Sud-Est.

Pendant le mois d'août, les vents du Sud dominent, et leur tendance est à l'Ouest; alors les chaleurs sont fortes, mais les nuits sont fraîches, humides; et si l'été est chaud, nous avons de fréquens orages.

Ce fut par une pareille température, que le 17 août 1787, une grêle extrêmement grosse, qui exhalait une odeur fétide, détruisit absolument nos potagers, la récolte des pommes, qui était très-abondante, celle des châtaignes, et ravagea tellement les vignes, qu'il fallut les tailler, renoncer à l'espoir de cueillir un raisin; et nos arbres furent si maltraités, qu'ils ne donnèrent pas de fruit pendant plusieurs années.

Lorsqu'au contraire le Nord-Ouest souffle, les nuits sont fraîches, sans humidité; les chaleurs ne se font sentir que de midi à quatre heures, et les orages, moins violens, sont aussi plus rares.

Les vents du Sud dominent encore en septembre; ils poussent les nuages au Nord ou au Nord-Ouest; l'air froid de l'Espérou les repousse sur la crête de la montagne; l'orage se forme, et il tombe une pluie abondante, quelquefois mêlée de grêle.

Les mêmes vents continuent le plus souvent pendant tout ce mois; la chaleur de la journée est quelquefois forte; cependant les nuits sont fraîches, presque froides, l'atmosphère est chargée d'humidité, les pluies se renouvellent, des inondations fréquentes ruinent la contrée et entraînent nos châtaignes : telles furent celles de 1741, 1766, 1778 et 1795, et notamment cette dernière, qui détruisit quantité de chaussées et plusieurs de nos prairies.

En octobre, les vents du Sud et de l'Ouest se disputent l'empire; ils règnent successivement avec violence; l'Ouest domine le plus souvent; il ravage les vergers, les châtaigniers, les mûriers; et si l'Est-Sud-Est prend le dessus, les jours sont beaux et sans nuages.

En novembre, l'atmosphère est le plus souvent rembrunie par des nuages faiblement poussés par les vents du Sud; ils amènent une bruine froide, à laquelle succède une brume épaisse qui dérobe à la vue les côteaux qui nous environnent, même les objets beaucoup plus près de nous.

Ces nuages et la brume sont ordinairement dissipés par les vents du Nord ou par ceux d'Ouest : alors l'horizon s'éclaircit, il nous laisse voir le sommet des montagnes déjà couvert de neige; le soleil brille, la chaleur élève l'humidité, l'air la tient en dissolution, la fraîcheur de la nuit la condense, l'humidité retombe, une gelée blanche est généralement répandue, bientôt la pluie et la brume reparaissent, le Nord les dissipe, les glaces les remplacent; et c'est ainsi que ces différentes températures s'alternent pendant le mois de novembre.

En décembre, les brouillards sont moins fré-quens; l'Est domine et donne des pluies abon-dantes; elles continuent plus long-temps, mais

avec moins de force, si l'Est passe au Sud-Ouest;
si au contraire l'Est passe au Nord-Est, il donne
assez communément beaucoup de neige; et s'il
parvient au Nord, ce qui n'est pas rare, le
froid est très-piquant et il gèle fortement à glace.

CHAPITRE III.

Maladies épidémiques.

Les maladies épidémiques sont rares dans nos
montagnes : je vais indiquer celles que j'ai obser-
vées depuis 57 ans que j'y exerce la médecine.

Dans les derniers six mois de 1766, année
très-pluvieuse, des maux de gorge gangreneux
(*cynanche gangrænosa*) se manifestèrent à
Mandagout : le chirurgien de ce village les
combattit par l'émétique, des saignées répétées,
d'innocens gargarismes, et il n'eut pas la conso-
lation de voir guérir un seul de ses nombreux
malades, qui succombaient au 2.ᵉ ou 3.ᵉ jour.
Je fus appelé; je fis marcher de front l'émétique,
les vésicatoires à la nuque, sur le cou; et plusieurs fois le jour, au moyen d'un pinceau de
toile effilée, je fis toucher les eschares, de
couleur cendrée et quelquefois brune, qui ta-
pissaient les amygdales, s'étendaient sur les
voiles du palais, sur les piliers de la voûte et
sur la luette, avec un mélange de miel, de
baume du Pérou et d'acide muriatique (esprit

de sel) : cette maladie, funeste à l'âge de 12 à 15 ans, et qui frappa quelques adultes, se propagea au Vigan et dans les environs, avec un caractère contagieux, et exerça de grands ravages pendant les 6 premiers mois de 1767 ; et pendant 10 mois je la combattis, avec assez de succès, par les moyens dont je viens de parler, qu'il fallait mettre en usage dans les premiers instans de l'invasion.

La même année (1767) une fièvre rémittente maligne régna dans la seule commune de Bez, où, pour agrandir le presbytère, on avait creusé des fondemens sur un très-petit espace du cimetière, qu'on prit alors occasion de changer ailleurs.

Cette maladie, traitée à sa naissance par les émétiques, les purgatifs, et, dans son cours, par le quinquina, tous les anti-septiques possibles et par les vésicatoires, résista à tous les moyens ; mes soins n'y purent presque rien : et cette commune, dont la population est de 836 âmes, dans laquelle annuellement on comptait tout au plus 12 morts, en compta 40 dans sept mois et demi : très-heureusement les vents du Nord prirent l'empire ; ils dissipèrent l'humidité qui régnait depuis les 6 derniers mois de 1766 ; l'atmosphère fut dépouillée des miasmes putrides dont elle était infectée, et cette funeste épidémie cessa.

A la fin de 1793, la fièvre des camps *(typhus castrensis)* nous fut apportée de l'armée des

Pyrénées Orientales, par nos jeunes soldats, auxquels, en général, elle fut très-peu funeste dans les Cévennes, mais qui, prenant un génie épidémique et contagieux, régna dans l'arrondissement pendant les 4 premiers mois de 1794, et causa une grande mortalité parmi les individus d'un certain âge, qui l'avaient contractée en soignant leurs enfans.

L'émétique, qu'il convenait de répéter, des purgatifs rares, les apozèmes amers, légèrement laxatifs, les tisanes stibiées, le vin généreux donné à cuillerées et plusieurs fois le jour, le quinquina, le camphre associés au nitre et les vésicatoires, furent les remèdes qui réussirent le mieux : nous eûmes la satisfaction de voir guérir le plus grand nombre des jeunes soldats arrivés ici malades ou avec les signes avant-coureurs de cette maladie, qui ne tardait pas à se développer; mais on eut à regretter le plus grand nombre des individus au-dessus de 40 ans et de tout sexe qui la prirent en servant leurs jeunes malades, et il n'est pas de commune de l'arrondissement du Vigan dans laquelle on n'ait vu, et dans plusieurs familles, mourir le père, la mère, des proches ou des garde-malades qui avaient soigné le fils de la maison qui guérissait : observation bien certaine, bien opposée à celle du docteur Roucher, praticien distingué et au-dessus de sa réputation, qui, à cette époque, était médecin en chef de l'hôpital St. Éloi de Montpellier, qui dit à la page 38 du 1.er volume de son excellent Traité de la médecine clinique, sur les principales maladies des armées qui ont régné dans les hôpitaux de Montpellier, en 1793, 1794, 1795 et 1796 :

« C'est une chose digne de remarque, que « cette fièvre attaqua de préférence les jeunes « soldats, et qu'elle ne frappa que faiblement « ceux qui étaient un peu âgés : les vieillards, « soit dans les hôpitaux, soit ailleurs, n'en furent « presque pas atteints. »

L'observation du docteur Roucher, « que les « vieillards sont, de tous les individus, ceux qui « sont le moins affectés de maladies épidémi- « ques », est conforme à celles d'Hippocrate, de Mercurialis, de Forestus, qu'il cite, et de bien d'autres ; je suis persuadé qu'il ne doutera pas de la fidélité de mon observation, d'autant qu'il est facile de justifier celle qu'il fit ainsi que la mienne, puisque l'épidémie suivie par mon estimable ami avait le génie bilioso-nerveux que lui imprimait l'été brûlant de Montpellier, et que, portée en automne dans l'arrondissement du Vigan, où elle régna pendant l'hiver de 1794, elle reçut de notre climat et de la constitution humide de la saison, un génie catarrhal qui la rendit funeste à l'âge mûr.

Au mois de juin 1807, plusieurs enfans du

premier âge eurent la face couverte de feu volage
(*Erythema volaticus*), et le plus grand nombre
de ceux qui en furent exempts fut frappé, à la
fin de juillet, d'une dysenterie qui, jusqu'en octobre, fit beaucoup de victimes.

Je la combattis chez eux par le sirop d'ipéca-
cuanha, celui de chicorée composé, la magnésie
calcinée, les sinapismes promenés sur diverses
parties du corps, les exutoires, les demi-bains
tempérés, les lavemens mucilagineux ; l'eau
fraîche fut la seule boisson qu'ils ne refusèrent pas.

Cette fâcheuse maladie, qui n'atteignit pas les
enfans qui avaient eu du feu volage, n'épargna
pas les individus de 40 à 60 ans, d'un tempérament sec, bilieux, chez lesquels je mis en usage
les tisanes mucilagineuses acidulées, l'ipéca-
cuanha dont j'assurais l'effet émétique par le
tartre stibié, la crème de tartre soluble, les
tamarins, la décoction blanche de *Sydenham*,
la potion cirée, la racine d'*arnica montana*, les
sinapismes sur le ventre, les demi-bains tempérés,
de fréquens lavemens avec le son lavé, l'amidon,
la fécule de pomme de terre, auxquels on ajoutait
quelquefois les jaunes d'œuf, la thériaque, la
térébenthine, tout cela avec peu de succès ; et
vainement j'eus recours au vin, au quinquina,
à la serpentaire de Virginie, lorsque des aphthes,
un délire sourd, le hoquet, des sueurs froides,
annonçaient une mort prochaine.

Je dois néanmoins observer qu'une jeune dame, au 7.ᵉ mois de sa grossesse, affligée de cette maladie, qui me faisait redouter un avortement qui paraissait inévitable, éprouva les meilleurs effets des tisanes acidulées, de la crême de tartre soluble, des lavemens mucilagineux, mais sur-tout des demi-bains tempérés, et qu'elle parvint et accoucha heureusement au terme ordinaire.

A la fin de septembre de la même année, je donnai mes soins à dix habitans du Vigan qui avaient des charbons (anthrax), dont ils furent parfaitement guéris au moyen des scarifications et des cautérisations profondes que je fis faire, de la prompte destruction de l'eschare, des lotions faites avec la décoction d'arnica, de scorodonia, d'un pansement avec l'onguent de styrax et le basilicum, de la teinture de quinquina prise intérieurement, d'un purgatif qui terminait la cure et qu'on répétait au besoin.

Les chaleurs excessives et l'extrême sécheresse de l'été furent sans doute les principales causes de cette dysenterie, que la dentition, chez les enfans, et la dégénération atrabilaire, chez les personnes âgées, rendirent funeste.

Le feu volage et les charbons que j'observai avaient probablement les mêmes causes.

Pendant l'hiver de 1818, qui fut très-pluvieux, la petite-vérole volante et la rougeole régnèrent simultanément.

(81)

Quelques gens de l'art, qui se plaisent encore à douter de la qualité préservative de la vaccine, crurent trouver dans l'intensité des symptômes d'invasion de cette petite-vérole volante, dont plusieurs vaccinés étaient atteints, les signes caractéristiques de la vraie petite-vérole, et s'empressèrent de le publier : la bénignité des autres périodes de cette innocente maladie, le caractère des boutons, l'époque de leur prompt desséchement sans avoir suppuré, l'absence de la fièvre secondaire, détrompèrent les médecins instruits; on n'espéra pas de convaincre la mauvaise foi ni l'ignorance.

La rougeole continua jusqu'à la fin du mois de juin; elle fut bénigne, mais ses suites devinrent funestes aux enfans qu'on négligea d'évacuer plusieurs fois après la desquamation des papules morbillaires.

Le printemps, aussi pluvieux que l'avait été l'hiver, donna lieu à la coqueluche : les tisanes calmantes, les émétiques répétés, le sirop du docteur Désessarts et les frictions sur l'épigastre, avec la pommade du docteur Autenriech, furent les moyens le plus généralement employés et les plus efficaces.

L'été, le plus chaud et le plus sec qu'on eût éprouvé de mémoire d'homme, produisit une épidémie dysentérique qui fut funeste aux enfans de 2 ou 3 mois, très-grave pour ceux d'un âge plus avancé, et peu dangereuse pour le petit nombre d'adultes qu'elle frappa.

Pendant le règne de ces différentes épidémies, on observa isolément quelques petites-véroles, dont le plus grand nombre fut funeste.

CHAPITRE IV.

Maladies qui procèdent de l'action naturelle du climat.

Les courbatures, les rhumes, les douleurs d'oreille, les maux de dents, leur carie, les douleurs rhumatismales vagues, les rhumatismes chroniques, la sciatique, les goîtres, les engor- gemens glanduleux, les écrouelles, sont les maladies qui procèdent de l'action naturelle du climat.

La fréquence des courbatures et des rhumes a mis entre les mains du peuple une infinité de remèdes qu'il serait minutieux et inutile d'in- diquer ici : dans l'otalgie, on fait rayer du lait de femme dans l'oreille interne ; on emploie plus utilement l'huile d'olive camphrée : la violence de cette douleur nécessite quelquefois la saignée.

Un cataplasme émollient appliqué sur la joue est le meilleur palliatif des maux de dents ; leur avulsion est le remède.

On combat avec avantage les douleurs rhuma- tismales par l'application des flanelles, par des

frictions sèches ou avec la teinture de cantha-
rides; le moxa ou les vésicatoires appliqués à la
manière de Cotunnius, réussissent dans la sciatique; les tisanes sudorifiques et quelques minoratifs assurent le succès de ces applications.

Les eaux de Bagnols, département de la
Lozère, prises intérieurement et employées en
bain, en douche et en étuve, sont le plus souvent
curatives dans les rhumatismes chroniques : on
n'a recours aux bains de Balaruc qu'autant que
la faiblesse de l'organe musculaire est la cause
des douleurs, sans complication d'aucun vice
humoral.

Si on a lieu de penser qu'un vice scorbutique
ajoute à la violence ou à la durée des douleurs,
ce qui n'est pas rare dans les contrées humides,
on met utilement en usage le jus de cresson
d'eau et de bourrache, pris pendant long-temps
à la dose de trois ou quatre onces, matin et soir,
y ajoutant demi-gros d'acétite de potasse (terre
foliée de tartre) et une cuillerée à bouche de
sirop de capillaire, ayant soin de purger, tous
les 8 ou 10 jours, avec un mélange de muriate
de mercure doux (calomélas), le jalap et le dia-
grède, dont, avec le sirop rosat solutif, on forme
des pilules qu'on administre à des doses proportionnées à l'âge et à l'état des individus.

On applique sur les goîtres des sachets de
mousseline remplis de muriate de soude (sel

de cuisine) décrépité; et à l'heure du coucher, on met sous la langue, gros comme une fève de marais, d'un mélange d'éponge calcinée en poudre et de miel; on purge de temps en temps avec les pilules réformées de Belloste, et on entretient avec soin un cautère, qu'il convient d'ouvrir en commençant ce traitement ; on réussit mieux en appliquant, matin et soir, sur le goître, du chanvre garni du fondant de Streit.

Dans les engorgemens glanduleux, dont on tente la résolution par divers emplâtres, et dans les écrouelles, on emploie intérieurement les incisifs, les apéritifs, les fondans, les martiaux, l'extrait de ciguë, quelques purgatifs, sans en obtenir l'effet qu'on désire : on réussit mieux en donnant, pendant quelque temps et pendant 15 ou 20 jours, le matin à jeun, un bol composé de 8 grains de savon médicinal et de 2 grains d'oxide d'antimoine sulfuré orangé (soufre doré d'antimoine), faisant boire dans la matinée une pinte d'un mélange, à parties égales, d'eau de chaux et de tisane de salsepareille, et en substituant à ces premiers moyens, pendant 15 ou 20 matins, à jeun, 2 grains d'extrait de ciguë et autant de muriate de mercure doux (calomélas) et environ une pinte d'eau dans laquelle on a dissous 1 ou 2 gros de muriate de soude (sel de cuisine); ces bols alternés tous les 15 ou 20 jours et pendant long-temps, ayant soin de purger, à chaque alternative, avec les pilules réformées de Belloste, ont de très-heureux effets, et on leur associe avec avantage des frictions à l'intérieur des joues, faites chaque jour avec quelques grains de mercure doux.

Lorsque les glandes scrofuleuses abcèdent et qu'il faut les ouvrir, on y procède par une traînée de pierre à cautère, jamais avec le fer; et c'est par le même moyen qu'on agrandit les ouvertures qui s'y font naturellement, et qui toujours sont trop petites: une feuille de plantain suffit aux pansemens, à chacun desquels on fait des lotions ou des injections avec une eau sulfureuse factice.

Aucun moyen ne peut prévenir les maladies qui procèdent de l'action naturelle du climat: en effet, comment garantir, jusqu'à un certain point, les habitans du canton, de l'humidité de l'air qu'ils respirent et du passage subit et très-fréquent d'une température à une autre?

CHAPITRE V.

Maladies des saisons.

Printemps sec. Le printemps sec qui succède à un hiver pluvieux et tempéré, est salubre; loin de causer des maladies, il dissipe les reliquats de celles que l'hiver pluvieux et tempéré avait produites : et si un printemps sec succède à un hiver froid et sec, on observe des maux de tête, des ophthalmies, des maux de gorge, des hémorrhagies nasales, des hémoptysies, des rhumatismes aigus, des pleurésies ; et ces maladies, qui, chez les sujets doués d'un fort tempérament, s'annoncent avec un appareil inflammatoire qui semble indiquer la saignée, qu'il ne faut pas toujours négliger, tiennent le plus souvent à un état de saburre gastrique, et cèdent à un émétique, aux lavages et aux purgatifs.

Printemps humide. Les fièvres catarrhales opiniâtres, toujours graves pour l'enfance et pour l'âge avancé, les toux gastriques, les affections rhumatismales, les maux de dents, les douleurs d'oreille, les attaques d'asthme, les fluxions de poitrine, les apoplexies, les paralysies séreuses, et toutes les maladies dont le caractère est muqueux, deviennent plus fâcheuses par la faiblesse organique que produit la température du printemps humide, qui ajoute infiniment à l'état de langueur des cachectiques, et dispose aux obstructions et souvent à l'hydropisie.

Été sec. L'été sec procure des coliques, la diarrhée, le ténesme, la dysenterie, le choléra-morbus, la passion iliaque, des érysipèles, surtout à la face, des fièvres bilieuses, quelquefois graves, la jaunisse, l'empâtement du foie, des attaques de goutte, des éruptions cutanées, l'exaspération des dartres, des furoncles, des charbons; et ces maladies, qui sont dues à la diathèse bilieuse, sont plus ou moins fâcheuses, à raison du plus ou du moins d'intensité de la chaleur et de la sécheresse.

On corrige, jusqu'à un certain point, les inconvéniens des étés secs, par l'usage des fruits rouges, des fruits fondans, par des boissons acidulées, par les bains.

Été humide. L'été humide donne lieu aux fièvres bilioso-catarrhales et à toutes les maladies de l'été sec, rendues plus funestes par l'influence de l'humidité, qui développe la diathèse muqueuse et opère la dégénération des humeurs.

Automne sec. Les maladies de l'automne sec sont les mêmes qu'on observe dans les étés humides, mais avec une tendance marquée à **la** diathèse catarrhale, atrabilaire; et c'est en combattant la putridité, la dégénération de la bile et les vers, qu'on parvient à les guérir.

Automne humide. L'humidité de l'automne affaiblit le ton des solides et diminue l'excrétion des humeurs que la transpiration entraîne; ces causes de maladie sont renforcées par la facilité avec laquelle l'organe cutané absorbe l'humidité dont l'atmosphère est chargée: de là des courbatures, des sciatiques, des douleurs vagues, des accès de goutte, des fluxions de poitrine pituiteuses, des fièvres continues de même nature et quelquefois atrabilaires, des affections scorbutiques, des apoplexies, des paralysies.

L'insalubrité de cette constitution ajoute au danger des maladies chroniques qui tiennent à un vice humoral ; elle développe la disposition aux hydropisies ; elle hâte la funeste issue de celles qui sont déjà formées, aggrave l'état des asthmatiques, des poitrinaires et des scorbutiques.

Hiver sec. L'hiver sec est en général salubre dans les Cévennes ; néanmoins il produit des pleurésies, des rhumatismes aigus ; et ces maladies, dont le génie est inflammatoire, exigent un traitement anti-phlogistique, et cependant peu de saignées.

Les rhumes, les catarrhes sont très-répandus et ne doivent pas être négligés ; les engelures méritent des attentions, parce que le vice scrofuleux endémique dans la contrée, mis en jeu, rend la suppuration des engelures séreuse, opiniâtre, capable d'altérer la substance des os.

Hiver humide. L'hiver humide aggrave les reliquats des maladies de l'automne, sur-tout s'il a été humide ; il procure de nouveaux catarrhes, des fluxions sur les dents, des ophthalmies, des douleurs d'oreille, des engorgemens glanduleux, des maux de gorge, des pleurésies, des péripneumonies, des douleurs rhumatismales, des fièvres catarrhales, des affections scorbutiques.

Je ne dois pas négliger de dire que les vers, qui sont une des principales causes du plus grand nombre des maladies des enfans, jouent toujours un rôle dans les maladies aiguës des adultes, et que, dans toutes les saisons, la diathèse catarrhale donne des preuves de son influence.

CHAPITRE VI.

Maladies populaires.

Les affections catarrhales qui se manifestent toutes les années en automne et en hiver, et qui, le plus souvent sans danger dans la force de l'âge, sont funestes à l'enfance, aux poitrines délicates et aux vieillards; la porcelaine *(psy-dracia)*, en langue du pays *(mâou pouréil)*; la petite-vérole volante *(hydrachnis)*, en langue des Cévennes *(gayrouléto* ou *esclapéto)*; la rougeole *(morbilli)*, *(sénépiou)*; la petite-vérole *(variola)*, *(la picôta)*, sont nos maladies populaires; les dartres, la râche, les croûtes de lait et l'épilepsie ne sont pas rares.

Les affections catarrhales simples se terminent le plus souvent par les seules ressources de la nature: les tisanes béchiques, les loochs, les diaphorétiques légers, un régime doux, hâtent leur heureuse terminaison, mais elles récidivent si on s'expose à l'air froid ou humide.

(90)

Les fièvres catarrhales, compliquées d'embarras gastriques, indiquent, dès l'invasion, un émétique qu'il faut répéter quelquefois, les tisanes adoucissantes faiblement stibiées, les sirops béchiques, les loochs kermétisés, et tous les moyens d'évacuer les embarras gastriques et d'entretenir une légère diaphorèse : la diète doit être proportionnée à l'intensité de la fièvre.

Lorsque ces maladies sont plus graves, lorsqu'elles présentent des symptômes alarmans chez les enfans, chez les personnes dont la poitrine est délicate, et chez les vieillards, les vésicatoires doivent jouer un rôle, et le médecin ne doit pas perdre de vue que le caractère de la maladie est catarrhal.

La porcelaine, qui, dans le voisinage des marais, est souvent le présage d'une maladie grave, et tout au moins des accès de fièvre, guérit ici spontanément, et n'a d'autre inconvénient qu'un prurit très-incommode.

La petite-vérole volante (Q), le plus ordinairement bénigne, n'exige aucun remède, et se

---

(Q) La petite-vérole volante qui régna assez généralement dans les départemens méridionaux, en 1817, année très-pluvieuse, présentait dans son invasion des symptômes très-intenses, qui cessaient à l'éruption, et cette maladie parvenait à son terme sans reproduire le moindre accident et de la manière la plus bénigne. Les bonnes femmes, les médicastres qui l'observèrent sur des sujets précédemment vaccinés avec succès, la prirent pour la petite-vérole, et quelques médecins distingués, mais peu par-

termine heureusement au 3.ᵉ ou 4.ᵉ jour de l'éruption; néanmoins, lorsque les boutons sont secs, il est prudent de placer un ou deux minoratifs proportionnés à l'âge du sujet.

La rougeole, assez grave, souvent funeste, est traitée, dès l'invasion, par un vomitif, par des tisanes pectorales, l'eau de veau, l'eau de poulet, des sirops, des loochs, et la maladie terminée par des purgatifs répétés.

Des symptômes graves exigent quelquefois des moyens énergiques : l'application des sangsues derrière les oreilles, si la tête est menacée; et si l'orage se porte sur la poitrine, ce qui n'est pas rare dans cette maladie, l'application des sangsues sur cette cavité, des vésicatoires.

La petite-vérole est assez généralement combattue par un émétique dans le début, et, dans son cours, par un régime frais, tempérant; les variolés sont tenus, autant que possible, hors du lit, dans un air continuellement renouvelé, et souvent on les expose à l'air libre : en tout

---

tisans de la vaccine, ne furent pas exempts de cette erreur, qui ne put altérer la certitude qu'on a ici de la qualité préservative de cette précieuse découverte : les bonnes femmes convinrent qu'elles s'étaient trompées, les médicastres persistent avec entêtement dans l'opinion qu'ils avaient émise, et les médecins distingués qui, à raison de la courte durée de cette maladie, du prompt desséchement des boutons sans avoir suppuré, et de l'absence de la fièvre secondaire, ne pouvaient raisonnablement s'y tromper, et qui se seraient honorés par l'aveu de leur méprise, se turent.

ils sont traités comme le voulait Sydenham, sauf l'abus des narcotiques, si justement reproché à ce grand homme.

Ce traitement, toujours avantageux, rend souvent tout remède inutile; et lorsque l'épidémie a un caractère meurtrier, les sinapismes, les vésicatoires, les acides minéraux, le camphre, le quinquina, tous les anti-septiques sont mis en usage; et dans tous les cas, les purgatifs répétés terminent la cure.

C'est par une méthode opposée, par un régime chaud, par des remèdes incendiaires, en étouffant les malades sous le poids des couvertures, et dans des chambres dont l'air n'était jamais renouvelé, qu'on centuplait les victimes de cette redoutable maladie; il était difficile de faire renoncer à ce pernicieux traitement qu'une ancienne tradition conseillait, et que l'ignorance des médicastres cherchait encore à accréditer. L'estimable confrère que je remplaçai au Vigan (le docteur Lespinasse), convaincu, après 60 ans de pratique, que la méthode de Sydenham était la seule dont on pouvait tirer de grands avantages, l'employa avec beaucoup de succès chez des dames du premier rang; vainement il voulut la populariser : j'y suis parvenu par des soins très-pénibles, dont le succès me dédommage pleinement.

Cette désastreuse maladie, qui se reproduisait

ici périodiquement tous les 5 ans, continuait d'affliger la contrée aux mêmes époques, quoique depuis 1771, et pendant 34 ans, j'eusse pratiqué avec le plus grand succès l'inoculation variolique, mais sans doute d'une manière trop peu répandue pour qu'elle pût retarder le retour des épidémies. Il n'en est pas ainsi de la précieuse découverte de Jenner, qui, généralement adoptée dans le canton depuis 1801, a déjà retardé de plusieurs années les retours de la petite-vérole, et qui, je l'espère, en détruira la possibilité, si mon zèle n'est pas contrarié par mon âge déjà bien avancé.

TROISIÈME PARTIE.

MANIÈRE DE VIVRE DES HABITANS DES DIFFÉRENTES CLASSES DU CANTON, ET MALADIES QUI AFFECTENT PLUS PARTICULIÈREMENT CHACUNE DE CES CLASSES.

CHAPITRE I.er

Manière de vivre des gens riches.

Les gens riches, qui habitent le chef-lieu du canton, se lèvent, dans l'été, à 8 heures et dans l'hiver à 9 : les hommes emploient leur matinée à la suite de leurs affaires ou se livrent à l'oisiveté ; les femmes donnent les ordres relatifs à leur ménage, et ne négligent pas les devoirs religieux ; leur après-dînée est employée à la toilette, quelquefois à de courtes promenades, habituellement aux ouvrages de leur sexe ; les assemblées se forment de 8 à 9 ; les parties finissent de 10 à 11 ; à minuit tout est couché.

Les hommes riches qui habitent les petites communes du canton, se lèvent au point du jour ; ils dirigent, surveillent les travaux de leurs domestiques, de leurs ouvriers ; quelques-uns travaillent avec eux ; les femmes soignent leurs enfans, le ménage ; et à 9 heures du soir tout dort.

Manière de se vêtir des hommes riches.

Les modes sont suivies, je dis même recher-
chées ; les lévites, les capotes, les habits carrés,
les habits - veste en drap, sont les vêtemens
journaliers ; pendant l'hiver, les surtouts, les
douillettes en soie ne sont pas rares ; les bottes,
les pantalons, les guêtres en casimir, et alors
les souliers sont les chaussures ordinaires : dans
les temps très-pluvieux ou neigeux, on prend
quelquefois des sabots qu'on laisse dans l'anti-
chambre.

Les cheveux ou les perruques à la Titus, les
chapeaux ronds, sont les coiffures communes ;
l'habit à la française en beau drap paraît dans
les occasions.

A 40 ans les hommes riches prennent des
chemisettes de flanelle ; en général ils s'affranchissent de plusieurs infirmités, ou les éloignent
par la manière dont ils sont vêtus ; mais les
jeunes gens de cette classe portent, en hiver,
des gilets et des pantalons trop légers.

Les draps fins et les étoffes de ce genre sont
les vêtemens d'été, toujours d'après la mode.

Les toiles de coton, les basins, l'indienne, le
madras, le mérinos, les perkales brodées, les
taffetas de Florence, sont les étoffes dont les
femmes riches font leur négligé ; la gaze de

coton unie ou brochée, les lévantines et mar-
celines, sont pour la demi-toilette; celle d'été
se compose de grenadines, de taffetas, de gros
de Naples, de moire; leurs robes d'hiver sont en
satin, en velours plein, en velours épinglé, en
raps unis ou brochés, et, dans toutes les saisons,
en crêpe blanc, en gazes en soie brochées, en
tul uni ou brodé, en blondes noires ou blanches;
leur coiffure varie très-fréquemment, elle est toujours du meilleur goût, à la mode du moment;
et de superbes bas de coton à n.º remplacent les
bas de soie de nos anciennes fabriques.

La suite de leurs affaires, les devoirs de la
société, la promenade et les jeux de commerce,
sont les habitudes des hommes riches; les femmes,
toujours occupées des ouvrages de leur sexe,
exercent une utile surveillance sur leur domestique, donnent des soins assidus à leurs enfans,
ne négligent aucun devoir religieux, font de
courtes promenades, et se rendent à la société
où une partie de commerce les occupe.

Les hommes riches déjeûnent vers les 10 heures,
et le plus souvent avec une croûte de pain, du
fromage, du fruit et un verre de vin, quelquefois
avec du café au lait ou du chocolat, dont les
dames font leur déjeûné ordinaire.

Le dîné est servi à 2 heures: la soupe, le
bouilli, des côtelettes, des radis, des légumes
frais, du poisson, une volaille ou du gibier, des

châtaignes, du fromage et des fruits de la saison, le composent.

Les dames de cette classe goûtent avec des fruits ou des marrons grillés : en été, les hommes boivent de la bière ou de la limonade.

Assez généralement on soupe de 8 à 9 ; quelques maisons, au retour de l'assemblée (à 10 ou 11 heures) ; et ce repas est composé de truites, d'une volaille ou de gibier, de légumes frais, d'une salade et d'un dessert frugal.

Quelques maisons ont un ordinaire plus considérable, plus recherché ; ces exceptions sont rares dans un pays que le besoin a défriché par les mains d'une laborieuse industrie qui le fertilise, et dont les récoltes ont tant de fâcheuses chances à courir par des intempéries fréquentes, qui, en un instant, détruisent l'espoir d'une récolte prochaine qui se présentait d'une manière satisfaisante, et par des inondations ruineuses qui entraînent des possessions d'un très-grand prix, qu'il faut créer de nouveau et à grands frais.

La plus sévère économie peut seule conserver les fortunes, même considérables, qui consistent en biens ruraux des Cévennes ; sans cela, les héritages sont bientôt réduits à rien, et les exemples n'en sont pas rares.

Depuis quelque temps plusieurs maisons du Vigan déjeûnent à la fourchette, à 10 heures, et dînent à 5.

Les hommes riches jouissent d'un bon tempérament dominé par la bile ; la puberté leur a fait éprouver des impatiences dans les jambes, des hémorrhagies nasales ; les maux de tête, les maux de gorge, les pleurésies, sont les maladies de cet âge.

Dans la virilité, les hémorrhoïdes, les rhumatismes aigus, la goutte, les maladies des voies urinaires, très-rarement la phthisie pulmonaire, les affligent, et plus rarement encore ils sont frappés d'apoplexie.

Les hernies, les dartres, l'asthme, la faiblesse de la vue, la surdité, l'empâtement des viscères abdominaux, leur obstruction, les œdématies, les hydropisies, assiégent leur vieillesse ; et les principales causes de ces maladies sont l'influence du climat et une vie trop sédentaire.

Aux approches de la puberté, les demoiselles de cette classe, dont la constitution la plus ordinaire est pituiteuse, sont sujètes aux pâles-couleurs : le travail préparatoire d'une menstruation difficile donne lieu à des fluxions sur le nez, sur les lèvres, à des ophthalmies, aux maux de reins, à des douleurs de colique ; la menstruation commencée, elles éprouvent des retards, des suspensions, qui produisent des coliques et des maux de nerfs qui, depuis les horreurs de la révolution, sont beaucoup plus fréquens, infiniment plus graves dans cette classe ; et alors les anxiétés et tous les maux causés par les pâles-couleurs, se font sentir avec plus d'intensité.

Mariées et devenues grosses, elles sont exposées, pendant les trois premiers mois, au dégoût, aux cardialgies, au vomissement, aux appétits bizarres, quelquefois dépravés; les avortemens sont fréquens ; les suites de couche, souvent périlleuses, sur-tout pendant les grands froids ou les fortes chaleurs : et lorsque la diathèse catarrhale domine, on observe des fièvres puerpérales. Aux premiers accouchemens, même très-heureux, succèdent le plus souvent des maux de sein douloureux, opiniâtres ; et les dangers d'un lait répandu ne sont pas rares, lorsque les mères n'allaitent pas leurs enfans.

A l'approche de la cessation de l'évacuation menstruelle, elles sont affaiblies par des pertes abondantes, qui donnent lieu à l'œdème des extrémités inférieures, et qui produisent quelquefois l'hydropisie de poitrine.

Si cette suppression s'opère brusquement, et qu'une perte blanche ne la supplée, il survient de fréquentes bouffées de chaleur, des sueurs incommodes, des étouffemens fugaces; les maux de nerfs se renouvellent; les éruptions cutanées ne sont pas rares, sur-tout si on a négligé l'application des cautères, si utiles à cette époque.

Je dois observer que les pertes blanches sont

ici très-fréquentes à tous les âges et dans toutes les classes ; la vie trop sédentaire de nos dames, l'usage trop fréquent du café au lait, le climat et les chaufferettes, en sont les causes.

Les enfans des familles riches sont ordinairement sevrés à 15 mois, et plus tard si la saison ou la lenteur de la dentition l'exige : en général, on se presse trop de leur donner à manger ; les panades à l'eau et au sucre, bientôt les eaux bouillies, la soupe à la viande, souvent des mouillettes de pain trempées dans le café au lait, dans le chocolat, sont les premiers alimens qu'on leur donne presque en naissant ; ils sont tenus très-proprement, et cette propreté les affranchit des excoriations dans le pli des aines ; leur maillot est lâche ; quelques-uns n'en ont pas ; plusieurs sont journellement épongés, mais cet exemple est rare.

Ces enfans sont sujets aux croûtes de lait, à la constipation, aux coliques venteuses, au vomissement, aux vers qui souvent leur causent des mouvemens convulsifs ; une toux gastrique, une diarrhée séreuse, sur-tout pendant le travail de la dentition, le ténesme, la dysenterie, les aphthes, assiégent leur premier âge ; ils sont rarement affligés du rachitisme, du carreau, des engorgemens glanduleux ; et on leur épargnerait bien des souffrances, si on ne leur donnait pas trop tôt des alimens solides.

Les principes religieux, les devoirs du citoyen et de l'homme en société, sont les bases de l'éducation qu'on donne aux jeunes messieurs: ce n'est pas sans succès qu'on leur inspire le goût des armes; les Cévennois sont naturellement braves; nos jeunes gens riches ont, dans leurs propres familles, de beaux modèles à imiter, de grands exemples à suivre; leurs ancêtres ont servi avec distinction; et avant la révolution le Vigan se glorifiait de compter parmi ses habitans plusieurs officiers généraux, un grand nombre de militaires de tout grade en activité dans toutes les armes, 33 chevaliers de St. Louis, et il s'enorgueillit d'avoir été le berceau de l'illustre chevalier d'Assas, du comte Valentin-Ladislas Estherazy, chevalier des ordres du Roi, et de voir aujourd'hui, parmi ses concitoyens, deux commandeurs de l'ordre de St. Louis: le baron d'Albignac, lieutenant-général, qui, en 1783, avait mérité cette décoration à Goudelour, où il commandait en chef l'héroïque brigade d'Austrasie; et le comte de Ginestoux, maréchal-de-camp.

Les mêmes principes religieux et les devoirs de la bonne société, sont aussi les bases de l'éducation qu'on donne aux demoiselles, qui, toujours sous les yeux de leurs mères, s'occupent de la direction du ménage et des ouvrages de leur sexe.

CHAPITRE II.

Manière de vivre des personnes jouissant d'une certaine aisance , par leurs revenus , par leur état ou par leur industrie.

Levés à 4 heures dans la belle saison, et de 6 à 7 dans l'hiver, les hommes de cette classe se livrent aux occupations de leur état ou à la surveillance des travaux de leurs possessions rurales : les femmes s'occupent de leur ménage.

Ces hommes déjeûnent à 8 heures, avec du fromage ou du saucisson, quelquefois avec un anchois, plus souvent avec les restes du soupé de leur famille, et boivent deux verres de vin.

Midi est l'heure du dîné : la soupe, le bouilli, un morceau de lard ou de jambon, quelquefois un misson (andouille fumée), qu'on fait cuire à l'eau ou dans le bouillon de la soupe, du fromage, des châtaignes, des fruits de la saison, le composent.

Cette classe goûte ordinairement à 4 heures, avec du fromage, et dans l'été avec une salade de laitue ou des gousses du *capsicum* (poivre de Guinée), *(dé courals)*, crues ou confites au vinaigre, ou des concombres crus qu'on assaisonne avec du sel, de l'huile, du vinaigre et de l'ail.

Le soupé est servi à 6 heures en hiver et à 7

dans l'été : les viandes de boucherie ou de cochon apprêtées avec des oignons ou des pommes de terre , quelquefois une omelette au lard , aux oignons ou aux herbes, le composent.

Ces hommes se réunissent à 7 heures dans l'hiver et à 8 dans l'été, chez un voisin ou dans un local qui leur est commun ; ils jouent aux cartes ; l'intérêt de leur partie est une bouteille de vin, qu'ils boivent en jouant ; et en hiver, ils y ajoutent la *brésucada* (châtaignes grillées) ; d'autres parcourent les papiers publics, parlent de leur commerce, des réparations qu'ils projettent, de celles qu'ils font, de l'espoir d'une bonne récolte ou de la crainte d'en être privés, et à 10 heures ils se retirent.

Dans l'hiver, leurs femmes se réunissent le soir chez la plus aisée de leurs voisines ; elles y portent leur travail et une chaufferette ; elles mangent la *brésucada*, boivent quelquefois du vin blanc, et se séparent de 9 à 10 heures : dans l'été, après avoir fait une promenade, elles prennent le frais sur leur porte.

Les hommes de cette classe, d'un certain âge, portent dans l'hiver des lévites ou des capotes en gros drap, des gilets forts, des culottes courtes, des bas de laine, un chapeau à trois cornes sur un bonnet de coton , et, depuis peu , de soie noire, de gros souliers, et , six mois de l'année, des sabots : la manière de se vêtir, dans l'été, est la même , mais en drap moins gros, en bas de coton de qualité ordinaire , et des souliers.

Leurs enfans mâles suivent les modes ; ils ont continuellement la pipe à la bouche ; ils sont vêtus comme le sont les jeunes gens riches , sauf l'habit à la française.

Les indiennes, les bourrettes, les basins, sont les étoffes que portent les femmes ; leur coiffe est garnie de dentelles ; et dans l'hiver elles portent un chapeau ou une thérèse en taffetas noir.

La toilette de leurs filles et celle des jeunes femmes est recherchée, et se rapproche de celle des femmes riches , sauf les étoffes précieuses dont ces dernières font leur parure.

L'économie, la société de quelques amis, une partie et la bouteille de vin, sont les habitudes et les goûts des hommes de cette classe.

Leurs femmes s'occupent de leur ménage, du soin de leurs enfans, de l'économie domestique ; elles sont assidues au travail, mais elles veulent et ont l'empire sur leur famille : la danse est le goût dominant de leurs filles.

Le tempérament des hommes est bon, biliososanguin ; celui des femmes est aussi bon et dominé par le sang.

Comme les riches, les hommes qui jouissent d'une certaine aisance sont exposés aux maladies qui procèdent de l'action naturelle du climat et de l'influence des saisons, mais avec cette différence que, chez ceux-ci, elles ont un caractère plus phlogistique, qu'elles sont plus intenses, plus fréquentes, et que les convalescences sont plus languissantes, parce qu'aux causes qui sont communes à ces deux classes, se joignent, chez les hommes qui ont une certaine aisance, celles qui tiennent à des différences marquées dans le régime, et à des remèdes de bonne femme qu'ils emploient dans l'invasion de la maladie.

Leurs femmes sont sujètes aux mêmes maladies que celles des riches, mais leur constitution est plus forte ; elle n'a pas été altérée par les pâles-couleurs, par les maux de nerfs, qu'on observe rarement chez elles : la première éruption des règles a été facile, leur retour régulier ; en général elles jouissent d'une meilleure santé ; elles sont fortes, et ces avantages sont dus à leur tempérament sanguin et à leur vie plus active.

Les incommodités des premiers mois de leurs grossesses sont très-supportables ; leurs accouchemens sont faciles, et n'auraient que rarement des suites fâcheuses, s'il était possible de les soumettre aux ménagemens que cet état exige : peu sujètes aux maux de sein, elles allaitent leurs enfans, et par-là elles s'affranchissent des funestes effets d'un lait répandu.

La cessation de leur évacuation périodique les expose plus que les femmes riches à de fréquentes bouffées de chaleur, à des maux de tête, à des vertiges, à des affections beaucoup plus graves, qui tiennent à leur constitution : des alimens légers, peu nourrissans, la sobriété, un exercice plus considérable, et un cautère entretenu avec soin, peuvent les prévenir ; on y remédie par des saignées ou par l'application des sangsues.

Les enfans de cette classe sont gênés dans leur maillot, et accoutumés, presque en naissant, à boire du vin et à manger de tout ce que mangent leurs parens : comme ceux des gens riches, ils sont affligés des maladies qui tiennent à l'âge, au climat, à la constitution de l'air ; mais des soins moins intelligens, moins assidus, des alimens grossiers, les rendent plus fréquentes, plus graves ; et chez eux, le rachitisme, le vice scrofuleux sont assez répandus, et l'épilepsie n'est pas très-rare.

On inspire aux garçons ainsi qu'aux filles les principes religieux, les vertus sociales ; le commerce et la fabrique des bas sont les professions qu'on désigne particulièrement aux mâles, qui, à peine pubères, ont l'œil aux travaux de la campagne.

La couture et la broderie des bas occupent les filles, qu'on élève et qu'on emploie utilement aux soins d'un ménage économique.

Je ne perdrai pas cette occasion de dire combien il est affligeant que les familles aisées du canton soient hors d'état d'entretenir leurs enfans dans des villes considérables, où tous les moyens d'instruction sont multipliés, et qu'on ne trouve pas ici la possibilité d'une éducation soignée. Je le dis encore : les Cévennois sont intelligens, appliqués ; ils ne manquent pas d'ambition ; et ces heureuses dispositions sont perdues s'ils restent dans les montagnes : si, au contraire, on les met à portée d'acquérir des connaissances, ils travaillent sans relâche, leurs dispositions se développent, leurs progrès étonnent, et leurs succès sont certains.

CHAPITRE III.

Manière de vivre des artisans.

Les artisans se lèvent avant le jour en hiver ; et à 4 heures, en été, ils se mettent à l'ouvrage, qu'ils n'interrompent qu'aux heures des repas et qu'ils reprennent avec assiduité, sans autre dis-traction que leur chant : les femmes soignent les enfans et le ménage.

Le travail, le chant et le cabaret sont les goûts dominans de nos artisans, qui, du 15 au 20 octobre et jusqu'à la fin de novembre, déjeûnent avec des châtaignes qu'on fait cuire à l'eau, après en avoir enlevé la première écorce, et qu'on leur donne à discrétion.

A la fin de novembre et jusqu'à Pâques, les châtaignes blanches, en langage du pays *bajhanos*, remplacent les châtaignes fraîches ; les *bajhanos* sont des châtaignes qui, après avoir été séchées sur un suoir ou claie en bois, sous lequel on entretient, pendant 40 ou 50 jours, du feu et de la fumée, et qui, mises ensuite dans un sac de grosse toile grise, que deux hommes vigoureux tiennent par les extrémités, et qu'ils frappent en travers et à tour de bras sur un banc épais solidement fixé dans la terre, les dépouillent, par cette manœuvre, de leur dernière écorce.

Les Cévennois sont très-friands de l'eau dans laquelle ces châtaignes ont été cuites sans sel, et avec laquelle on les leur sert : cette eau est connue sous le nom de *bajhanet* ou de *bajhanat*; ils la boivent en mangeant les châtaignes, et si les facultés le permettent, ils la blanchissent avec du lait, quelques-uns y mêlent du vin.

Tant qu'ils déjeûnent avec des châtaignes, c'est-à-dire depuis le 15 ou 20 octobre jusqu'à Pâques, le dîné, toujours de midi à une heure, se réduit à une pomme, du fromage ou des radis; quelquefois, à 4 heures, ils se permettent une bouchée de pain.

Enfin le soupé consiste en une soupe faite avec des pommes de terre, sans pain, des os de cochon salés ou de la graisse rance, des oignons, des raves ou des plantes potagères, qu'on enlève de dessus la soupe et qui servent de pitance ; ce repas, pris à 8 heures, terminé la journée des serruriers, des menuisiers et autres artisans à marteau, qui, toute l'année, la commencent à 5 heures du matin.

Les faiseurs de bas travaillent, dans l'hiver, depuis 5 heures jusqu'à 8, heure de leur soupé.

Depuis Pâques jusqu'en octobre, le déjeûné est un oignon cru, des radis, des poivrons (gousses du *capsicum*) confits au vinaigre, sur lesquels on met du sel, de l'ail et de l'huile : dans la saison, ce repas consiste en un raisin, souvent en un morceau de fromage.

A dîné, une grande assiette de *farinettes*, c'est-à-dire la farine du maïs cuite à l'eau, ou une soupe au lard ; et les légumes qui la couvrent ou le lard avec lequel elle a été faite, servent de pitance.

Des pommes de terre, des haricots, des raves ou une omelette, très-rarement des viandes de boucherie, composent le soupé, qui souvent se réduit à une salade.

A chacun de ces repas, le chef de l'atelier boit du vin ; le plus grand nombre boit de la piquette (*aygado, trémpo*), c'est-à-dire, de l'eau faiblement rougie par l'effet de la fermentation expirante du marc des raisins, sur lequel on jette de l'eau ; opération qu'on renouvelle successivement deux fois et jusqu'à trois dans les années disetteuses, en sorte qu'on fait une

8

première, une seconde et parfois une troisième piquette ; la première, pour le chef de la maison et sa famille ; la seconde et la troisième pour les ouvriers.

C'est ainsi que vivent les artisans sages qui désirent de laisser quelque chose à leurs enfans ; tandis que beaucoup d'autres, au préjudice de la propre nourriture de leurs familles, portent tous les jours leur déjeûné et leur soupé à la taverne, où, réunis à quelques amis, ils boivent sans mesure, perdent du temps, et sortent hors d'état de reprendre leur ouvrage.

Plusieurs se réunissent, seulement le soir chez un voisin ; chacun y arrive avec son soupé entre deux assiettes ; la femme et les filles de la maison sont éloignées ; les plus petits enfans mâles sont sur les genoux de leur père ; tout boit ; le soupé est paisible, amical, gai, mais point économique.

Les mégissiers et les tanneurs vivent à peu près de même, mais ils ont la sage précaution de prendre une bouchée de pain et un verre de vin avant d'entrer dans leurs ateliers.

Les artisans sont bien constitués, forts, sanguins ; mais, par de mauvais alimens, par l'abus du vin et de l'eau-de-vie, ils altèrent le bon tempérament qu'ils avaient reçu de la nature, et la dégénération de la lymphe complique leurs maladies aiguës ou en produit d'autres. Celles qui affligent les gens riches et ceux qui jouissent d'une certaine aisance, s'observent plus fréquemment chez eux; leur génie est sensiblement plus inflammatoire chez les individus dans la force de l'âge; il tourne à l'atrabile chez les vieillards; les goîtres, les écrouelles, l'ascite, s'observent particulièrement dans cette classe; les maladies de la peau les affligent souvent.

Je ne crois pas inutile d'observer qu'en 1762, époque de mon établissement au Vigan, je fus très-étonné d'être journellement consulté par des faiseurs de bas, évidemment vaporeux, sans doute à raison d'une vie trop sédentaire et d'un travail trop assidûment suivi, puisque les distractions auxquelles ils se livrent depuis la révolution, les ont bien affranchis de ces sortes d'affections.

Les enfans des artisans sont emmaillottés jusqu'à 6 ou 7 mois et quelquefois jusqu'à 8, mangent presque en naissant, sont accoutumés au vin, à la piquette, tenus peu proprement et trop habituellement dans leur manne, enveloppés dans des langes pénétrés, d'urine et le plus souvent salis par des évacuations alvines. Comme ceux des deux premières classes, ces enfans sont exposés aux maladies qui procèdent du climat et de l'état de l'air; un mauvais régime les rend plus graves; le peu de propreté en produit d'autres; et c'est parmi eux qu'on observe plus généralement des excoriations dans les plis des cuisses et du cou, des aphthes, des coliques, des vomissemens fréquens, des diarrhées opiniâtres, quantité de vers, des convulsions, des croûtes de lait, la teigne, la noueure, des engorgemens glanduleux, des écrouelles, l'épilepsie, et dans les premiers jours de leur naissance, l'érysipèle (*intertrigo*), qu'on désigne en langue du pays sous le nom de *flamboun*, qui se manifeste sur les parties sexuelles, sur les cuisses, le périnée, s'étend sur le ventre et fait périr le plus grand nombre de ceux qui en sont atteints. Au sevrage, on gorge ces enfans de mauvais alimens; ils mangent continuellement, et cette conduite donne fréquemment lieu au carreau (*physconia*).

Les principes essentiels de la religion, les premiers élémens de la lecture, de l'écriture et de l'arithmétique, sont les seuls objets de l'éducation qu'on leur donne : on se hâte d'exercer les garçons au métier de leur père ; les filles cousent des bas ; plus avancées, elles en brodent ; et à l'époque des filatures, on les emploie à tourner le rouet sur lequel la soie se dévide, quelques années après, à la filer ; et ce travail les occupe pendant trois mois.

CHAPITRE IV.

Manière de vivre des travailleurs de terre.

Depuis le mois de septembre jusqu'à Pâques, nos travailleurs de terre commencent et terminent leur journée avec le jour; dans la belle saison, ils sont au travail à 6 heures du matin, jusqu'à la même heure le soir; et quoique leurs travaux soient toujours très-rudes, ils ne les suspendent que pour prendre leurs repas.

Depuis le mois de septembre jusqu'à Pâques, avant de sortir de chez lui, le journalier prend une bouchée de pain, un verre de piquette ou un petit verre d'eau-de-vie et c'est ce qu'il nomme *lou tuâ-verné* (le tue-ver).

Assis à terre sur son travail, il déjeûne à 9 heures, avec des châtaignes fraîches, depuis le 15 ou 20 octobre jusqu'à la fin de novembre, ensuite avec des châtaignes blanches jusqu'à Pâques, et lorsqu'elles ne sont pas à bas prix, avec des farinettes ou un oignon, des radis ou du fromage.

A 11 heures il dîne avec une soupe faite avec du vieux oing ou des os de cochon salés, peu de pain, beaucoup de choux ou des légumes secs qui lui servent de pitance.

Il goûte à 3 heures avec du pain et ce qu'il a pu garder de son dîné.

Enfin, rentré chez lui, le trop malheureux

travailleur de terre soupe à 7 heures avec une salade, du fromage ou quelques noix ; souvent au printemps, toujours à la fin de septembre et pendant le mois d'octobre, son soupé se compose de champignons frais qu'il a trouvés en allant ou en revenant de son travail.

Sa boisson ordinaire, à chacun de ses repas, est la seconde ou la troisième piquette que lui donne le propriétaire pour qui il travaille ; son pain est fait avec un mélange de froment, d'orge et de seigle, ou du seigle seulement, et souvent avec la farine du blé sarrasin.

Il se couche ordinairement à 8 heures ; mais les dimanches et les jours de fête il se rend à la taverne, où il trouve des camarades chacun avec son repas ; ils s'égaient par des chansons, sur-tout par une pointe de vin, se retirent à 10 heures du soir, le plus souvent d'un pas mal assuré, se couchent, et leur sommeil est profond.

Chaque repas du travailleur est d'une heure ; pendant les chaleurs on lui en accorde une de repos, qu'il prend après son dîné et qu'il emploie à dormir sous un arbre.

Les femmes soignent les enfans, le ménage ; tous les jours elles portent les vivres à leurs maris, et les momens qu'elles ont de libres sont employés à coudre des bas ; elles partagent les alimens de leurs maris ; mais il est bien rare qu'elles se privent du café au lait le matin.

Le tempérament des hommes de cette classe est bilieux, fort, souvent affaibli par des travaux pénibles dans un âge trop tendre.

Les femmes jouissent d'une forte constitution dominée par le sang.

Réunis en troupe, nos travailleurs vont annuellement couper les blés dans les environs de Nismes, de Montpellier, dans l'Aveyron; et au moment des vendanges, quantité de femmes, de jeunes filles et d'enfans se joignent à eux, vont vendanger dans le Gard, dans l'Érau, d'où plusieurs reviennent avec des fièvres intermittentes qui cèdent bientôt à la pureté de nos eaux et à la salubrité de notre climat.

En hiver, nos travailleurs portent un gilet, une veste longue et un pantalon de gros drap; leur chaussure est de gros bas de laine, des *sabatous* (espèces de chaussons qu'ils mettent sur les bas) et des sabots de bois de hêtre garnis de vieux cloux à cheval.

En été, leurs vêtemens sont de même forme, mais en grosse toile grise; l'usage des gilets est alors rare; leurs pieds sont à nu dans des sabots moins forts qu'en hiver: aux jours de fête, le plus grand nombre porte de gros souliers garnis de cloux; un bonnet de laine ou de coton, suivant le temps, ou un chapeau à trois cornes en clabaud composent la coiffure des dimanches.

Même en hiver, cette classe travaille en che-

mise, dont les manches sont retroussées jusqu'à
l'aisselle.

En hiver, les femmes portent une matelotte
et des jupons en gros drap gris, des bas, des
sabatous en laine et des sabots; en été elles sont
en toile grise, à nu-jambe, souvent à nu-pieds,
rarement en gros souliers; une cagnotte (sorte
de cornette) en indienne et un chapeau rond
composent leur coiffure.

L'assiduité aux exercices de religion est l'habitude de nos travailleurs de terre; le vin et les
repas pris à la taverne, tous les jours de repos,
sont leur goût : les femmes suivent les offices
divins; le café, le vin et les caquets sont leur
goût dominant.

Les esquinancies, les maux de tête, les hémorrhagies nasales, les pleurésies, les péripneumonies, les coliques, les douleurs rhumatismales,
sont les principales maladies auxquelles les travailleurs de terre sont exposés dans leur jeunesse;
les rhumatismes chroniques, les hernies, les
maladies inflammatoires, les affligent dans la
force de l'âge : l'asthme, les obstructions,
l'œdème des jambes, l'anasarque, l'ascite, accablent les vieillards, qui, de très-bonne heure,
marchent péniblement, très-courbés.

Les femmes sont exposées, à chacune des
périodes de leur vie, aux maladies des femmes
des autres classes; mais, au moment de la

puberté, leur manière de vivre les avait garanties des pâles-couleurs, des affections nerveuses : plus fréquemment celles-ci éprouvent des pertes de sang considérables, opiniâtres et qui se reproduisent souvent, parce que la misère ne permet pas les ménagemens, le repos et le régime que cet état exige : à peine ressentent-elles les incommodités des premiers mois de la gestation ; mais plus souvent elles ont à craindre l'avortement, les accouchemens laborieux, les suites de couche, les pertes blanches, la chute ou le renversement de la matrice, les varices aux jambes. L'habitude d'allaiter leurs enfans ou d'en nourrir d'étrangers, les garantit des dangers d'un lait répandu ; et c'est à leur vie active et à la nature de leurs alimens, qu'elles doivent le calme de la cessation de leur évacuation menstruelle.

Leurs enfans tètent beaucoup plus long-temps que ceux des autres classes, et tant que la mère a du lait ou qu'elle n'a pas la certitude d'une nouvelle grossesse : très-peu de jours après leur naissance, on leur donne la panade (sorte de bouillie faite avec du pain, de l'eau, du sel et quelques gouttes d'huile d'olive) ; bientôt on leur accorde des alimens plus solides, de la piquette, du vin ; et le plus souvent, couchés presque sans maillot, toujours peu proprement, pour ne rien dire de plus, on les livre long-temps seuls aux dangers qui assiégent leur premier âge.

Les maladies auxquelles sont exposés les enfans des autres classes, loin d'épargner le berceau du fils du travailleur de terre, y règnent avec plus de danger; les alimens solides donnés dans un âge trop tendre, leur mauvaise qualité, la malpropreté, y en appellent de plus graves; l'érysipèle *(intertrigo)* dont j'ai déjà parlé, les hernies, les aphthes, les croûtes de lait, la râche, la noueure, les écrouelles, le carreau, les convulsions, l'épilepsie, frappent plus communément cette classe infortunée.

Ces malheureux enfans de l'un et de l'autre sexe, continuellement dans les rues dès qu'ils peuvent se soutenir, livrés à eux-mêmes, exposés à mille accidens fâcheux, ne reçoivent aucune espèce d'éducation; et lorsqu'ils ont la force de porter un panier, on les occupe à ramasser du fumier dans les rues, dans les chemins; plus avancés, ils parcourent la campagne pour faire un petit fagot de bois.

C'est alors qu'on doit redouter pour eux le danger des habitudes pernicieuses qu'ils contractent avec d'autant plus de facilité, qu'ils sont instruits de bonne heure par les propos libres et souvent licencieux de leurs propres parens, qui jamais ne les surveillent.

Quelquefois on met les garçons à l'école; mais, accoutumés à la plus entière liberté, ils ne peuvent se faire à cette gêne; et pour s'en affranchir, ils cherchent à se rendre utiles à leurs pères, qui d'abord ne leur permettent que des choses proportionnées à leur âge, mais qui ne tardent pas à en exiger des travaux fatigans qui nuisent à leur accroissement, au développement progressif de leur force, et détruisent l'espoir d'une forte constitution.

Depuis la révolution, les garçons de cette classe sont toujours nu-tête.

Lorsque les filles peuvent manier l'aiguille, on leur fait coudre des bas; plus avancées en âge, elles servent dans les maisons aisées du canton ou du voisinage; plusieurs, pour avoir de plus gros gages, vont servir dans des villes considérables : ce parti n'est pas sans danger pour elles; leur ingénuité et plus souvent la vanité donnent des chagrins à leurs familles.

La misère, la mauvaise qualité des alimens, et les travaux les plus pénibles, ne sont pas les seuls maux qui accablent nos travailleurs de terre : l'époque des vers-à-soie les expose à de grands dangers, et les fréquentes chutes qu'ils font en cueillant la feuille de mûrier, sont souvent les causes de la fracture de quelque membre, et, presque chaque année, de mort, ou de paraplexies incurables.

QUATRIÈME PARTIE.

HISTOIRE NATURELLE.

CHAPITRE I.er

ORNITHOLOGIE.

NOMS DES OISEAUX QUI NICHENT ICI ET DE CEUX DE PASSAGE.		OBSERVATIONS.
NOMS FRANCAIS.	NOMS DU PAYS.	
Hirondelle. . . .	Hiroundèla. . . .	Les hirondelles arrivent ici le 15 de mars au plus tôt ou le 1.er avril au plus tard, et repartent, après avoir niché, à la fin de septembre : depuis quelques années on en voit beaucoup moins, parce qu'on les
Hirondelle cul-blanc.	Barbajhou. . . .	tue, qu'on les mange ; et nous présumons ici que la grande diminution de ces oiseaux de passage, qui se nourrissent d'insectes , donne
Hirondelle de rivière.	. . . .	lieu à la multiplication des chenilles qui, depuis plusieurs années, dévorent nos arbres.
Martinet. . . ,	Rasclé.	
Rossignol. . . .	Roussignhau. . . .	Arrive au commencement d'avril, niche, et repart au commencement d'octobre.
Bécasse.	Béccasso.	Ces quatre espèces de bécasse passent au commencement de novembre, séjournent s'il gèle, et
Bécassine.	Béccassino. . . .	filent vers le Midi , si le vent du Midi prend le dessus.
Petite Bécassine. .	Pichoto Béccassino.	
Bécasseau.	Béccasson. . . .	
Cigogne.	. . . .	Passe au mois de mars sans s'arrêter.
Pic-grièche grise.	Escourchur. . . .	Passe aux premiers froids.
Pic-grièche rousse	Margasso.	Niche ici.
Rouge-queue, ou Rossignol de muraille.	Co-rougé.	Niche ici.
Corneille.	Graïo.	Passe pendant l'hiver, et annonce des froids rigoureux.

NOMS DES OISEAUX QUI NICHENT ICI ET DE CEUX DE PASSAGE.		OBSERVATIONS.
NOMS FRANÇAIS.	NOMS DU PAYS.	
Ramier.	Palomba.	Passe au mois de mars sans s'arrêter.
Bizet.	Bizét.	Passe au mois de mars sans s'arrêter.
Tourterelle. . . .	Tourtouréla. . .	Rare, et de passage.
Alouette.	Lâouzéta.	Ces cinq espèces d'alouettes ne paraissent ici que lorsque la neige les chasse de la montagne ou des causses.
Alouette pi-pi. .	Si-Si pioutaïré. .	
Cochevis, grosse Alouette huppée.	Càoukillado.	
Alouétte lulu. . .	Lâouzéta dé bos.	
Mauviette, petite Alouette huppée.	Pichota lâouzéta.	
Caille.	Calla.	Passe en petit nombre en mai, et part en septembre.
Grive noire. . . .	Griva de la pata négra.	De passage; peu commune.
Grive de genièvre.	Chaco.	De passage en troupe dans les froids.
Grosse Grive. . .	Trido.	Les grives et tourdres descendent de la montagne au commencement des froids et s'y rendent au printemps.
Grive de vigne. .	Tourdré.	
Grive rouge-aile.	Gamégo.	
Grive de montagne ou Drenne.	Cézéro.	
Mauvis.	Tourdré rougé.	
Merle.	Merlé.	Niche et reste ici.
Merle de roche. .	Merle rouquier à queue rousse. . .	Niche dans nos collines.
Merle bleu. . . .	Merlé blu.	De passage, très-rare.
Huppe.	Lipégo.	Rare; niche sur nos causses.
Ortolan.	Ourtoulan. . . .	Niche, et disparait en automne jusqu'au printemps.
Poule d'eau . . .	Poula d'aïgo. . .	Rare, et pendant l'hiver seulement.
Macreuse.	Fouqua.	Infiniment rare, isolée en hiver seulement.

NOMS DES OISEAUX QUI NICHENT ICI ET DE CEUX DE PASSAGE.		OBSERVATIONS.
NOMS FRANÇAIS.	NOMS DU PAYS.	
Canard.	Canard.	Plusieurs espèces en hiver qui ne séjournent pas.
Sarcèle.	Sarcèla.	Passe au mois d'avril sans s'arrêter.
Courly ou Corlieu.	Trélis.	Séjourne depuis avril jusqu'à la fin de septembre.
Oie.	Aouquo.	Passe en hiver et ne s'arrête pas.
Martin-pêcheur, Alcyon des modernes. . . .	Mourgoul blu. . .	Niche ici.
Hoche-queue. . .	Pastourèla. . . .	Niche ici.
Serin.	Sénil.	Niche ici.
Fauvette. . . .	Bouscarido. . . .	Niche ici.
Fauvette à tête noire.	Quicho.	Niche ici.
Chardonneret. . .	Cardounillo. . . .	Niche ici.
Rouge-gorge. . .	Bouét.	Niche ici.
Bec-figue. . . .	Béca-figo. . . .	Arrive à la fin d'avril, niche, et part à la fin d'octobre.
Coucou.	Coucut.	Arrive à la fin d'avril, niche, et part à la fin d'octobre.
Moineau.	Passérat.	Niche et reste ici.
Friquet.	Passérat de saouzé.	Niche ici.
Moineau de montagne.	Passérat dé mountagna.	Niche sur nos causses.
Linote.	Linota.	Niche sur nos causses.
Pinçon.	Pinsar.	Niche ici.
Pinçon des Ardennes. . . .	Pinsar dé mountagna.	De passage.
Verdier.	Verdoun. . . .	Niche ici.
Tarin.	Tarin.	De passage.
Militène.	Chic.	Niche ici.

NOMS DES OISEAUX QUI NICHENT ICI ET DE CEUX DE PASSAGE.		OBSERVATIONS.
NOMS FRANÇAIS.	NOMS DU PAYS.	
Bruant.	Verdailla.	De passage.
Bruant de haie..	Chic dé vigna. . .	De passage.
Fist.	Grasset.	De passage.
Hoche-queue de printemps. . .	Gala-pastré. . . .	Niche ici.
Gorge-bleue. . .	Couéta roussa. . .	De passage.
Moteux.	Cùou-blanc. . . .	De passage.
Gros-bec. . . .	Durbé.	De passage.
Roitelet.	Pichot rey.	De passage.
Charbonière. . .	Mésangea.	Niche ici.
Mésange bleue. .	Sarayé.	Niche ici.
Grimpereau. . .	Escalaïré.	Niche ici.
Tor-col.	Tiro-léngo, Pic gris.	Niche ici.
Marouette. . . .	Pi-vert.	Niche ici.
Héron.	Bernat péscaïré. .	Passe rarement.
Pluvier doré. . .	Pluvié daourat. .	S'arrête sur nos causses.
Râle de génet. . .	Rey dé Calla. . .	Rare.
Râle d'eau. . . .	Rasclé.	Rare.
Geai.	Gach.	Niche ici.
Perdreau rouge.	Perdigal.	Niche ici.
Perdrix grise. .	Perdisé grisa. . .	Niche sur nos causses.
Corbeau.	Croupatas.	On ne le voit qu'en hiver.
Corbine.	Grailla négra. . .	De passage dans l'hiver.
Vautour.	Vaoutour.	De passage; ne s'arrête pas.
Jean-le-blanc. .	Païré-blanc. . . .	Sur nos causses.
Busc.	Tartana.	Niche ici.
Épervier.	Mouyssé gris. . .	Niche ici.

NOMS DES OISEAUX QUI NICHENT ICI ET DE CEUX DE PASSAGE.		OBSERVATIONS.
NOMS FRANÇAIS.	NOMS DU PAYS.	
Hobereau.	Mouyssé.	Niche ici.
Cresserelle. . . .	Mouyssé rougé. .	Niche ici.
Faucon.	Faoucoun.	De passage; rare.
Grand Duc. . . .	Dù.	Rare.
Moyen Duc. . . .	Chot-banut. . . .	Rare.
Petit Duc.	Civéta.	Niche ici.
Hulotte.	Chot.	Niche ici.
Chat-huant. . . .	Granda Civéta. .	Niche ici.
Effraye.	Béou-l'oli.	Rare.
Chouette.	Chot Duganel. . .	Niche ici.

QUADRUPÈDES.

NOMS FRANÇAIS.	NOMS DU PAYS.	OBSERVATIONS.
Lièvre.	Lébré, lébraou. .	Commun, excellent, sur-tout lorsqu'il a mangé des châtaignes.
Lapin.	Lapi.	Peu commun, très-bon.
Loup.	Lou.	Quelques-uns sur les causses de Montdardier et de Rogues, dans le voisinage desquels ils nichent; rares dans nos vallons, excepté lorsque la montagne est long-temps couverte de neige.
Renard.	Raynaou.	Assez commun.
Lérot.		Rare; quelquefois à Montdardier.
Loutre.	Loùiro.	Rare.
Fouine.	Moustélo.	Peu commune.
Putois.	Rabas.	Rare.
Belette vulgaire. .	Poulido.	Peu commune.
Rat.	Ra.	Commun, ainsi que ses espèces.
Taupe.	Taoupa.	En quantité.
Écureuil.	Eskiraou.	Au seul hameau de Prat-Coustal, commune d'Aulas.
Chauve-souris. . .	Ratapénado. . . .	Beaucoup dans la saison.

POISSONS DE NOS RIVIÈRES.		
NOMS FRANÇAIS.	NOMS DU PAYS.	OBSERVATIONS.
Truite.	Troucha.	Abondantes et excellentes, depuis juin jusqu'en septembre.
Anguille.	Anguiala.	Délicieuses.
Meunier.	Aréstou.	Rare, peu estimé.
Loche.	Locra.	Très-bonne.
Barbeau.	Barbèou.	Bon.
Petits poissons blancs. . . .	Brét.	Bon.
	Vernière.	Peu estimé.
	Sôfia.	Abondante nourriture du peuple aux jours d'abstinence.

O V I P A R E S.

NOMS FRANÇAIS.	NOMS DU PAYS.	OBSERVATIONS.
Crapaud.	Sabaou.	En grand nombre.
Grenouille. . .	Granouilla. . .	Beaucoup.
Reine verte. . .	Reynéta.	Commune.
Lézard vert. . .	Lazer.	Assez commun.
Lézard gris. . .	Lingrola.	En quantité.
Salamandre. . .	Blanda.	Point rare.
Orvet.	Naduel.	Commun.
Serpent.	Ser.	Plusieurs espèces, tous innocens, et en quantité.

On trouve quelques vipères sur le causse de Montdardier et sur celui de Rogues seulement.

Insectes. La désignation des insectes qu'on observe dans le canton exigerait un travail bien minutieux, très-long et bien au-dessus de mes connaissances; je me borne à dire qu'en général nous avons ici les insectes propres aux départemens méridionaux, quantité de ceux des contrées d'une température infiniment différente, soit en chaud, soit en froid, et je crois pouvoir avancer qu'on trouve ici le plus grand nombre des insectes classés par le grand Linné, et plusieurs espèces qui ont échappé à son infatigable observation.

9

PLANTES du canton du Vigan, département du Gard Linné ; *avec les noms français, ceux du pays, l'indicatio* médicinales et économiques.

GENRES.	ESPÉCES.	NOMS FRANÇAIS.	NOMS DU PAYS
ACER............	Pseudo-Platanus...	Érable ou sycomore.	Agas............
	Platanoïdes.....	Platanier......	
	Monspessulanum.	Petit érable de Montpellier....	
	Campestre......	Érable commun..	
ACHILLÆA......	Ageratum......	Achilière eupatoire.	....
	Ptarmica.......	Herbe à éternuer..	Erba dé l'énréli dura.
	Millefolium.....	Mille-feuilles....	Mila folios.
	Tomentosa......	Herbe au charpentier.........	Erba dé l'énréliajhé.
ACROSTICUM....	Septentrionale....	Sauve vie......	Saouba bida...
ACTÆA........	Spicata........	Herbe de St.-Christophe.......	....
ADIANTHUM....	Capillus veneris..	Capillaire à feuille de coriandre...	Capillèra.....
ADOXA.......	Moscatellina.....	Herbe musquée...	....
ÆGOPODIUM....	Podagraria......	Herbe de la goutte.	Erba dé la goutt
ÆTHUSA......	Cynapium......	Petite ciguë....	Pichoto Jaouber tasso......
AGARICUS.....	Cantharellus....	Chanterelle.....	Jhirbouléto ou Jé rillo......
	Deliciosus......	Oronge.......	Dorghé ou Rou ménil......
	Campestris.....	Champignon....	Boulét........
	Quercinus igniarius	Agaric de chêne..	Amadou.....
	Esculentus......	Mousseron......	Champignoun d moussa.....
	Integer.........	Aimante rouge...	Pissocot ou Massa parén.....

angées par ordre alphabétique , suivant la nomenclature de

es lieux où elles croissent , et une notice de leurs propriétés.

LIEUX où elles croissent.	NOTICE DE LEURS PROPRIÉTÉS MÉDICINALES ET ÉCONOMIQUES.
Dans tous les bois des Cévennes.	Vertus médicinales indéterminées : bois recherché par les tourneurs, par les ébénistes; racine estimée par Pline, parce qu'elle est très-jaspée; écorce dont Linné, Dudley et Hennin ont retiré du sucre, en indiquant les procédés qu'ils employaient.
A l'Arboux, dans nos prés.	Vulnéraire, anti-hémorrhagique, sternutatoire, dont Boërhaave conseille la mastication dans les angines muqueuses, utile dans les fleurs blanches, dans les ulcères internes.
Dans tous les lieux humides.	Inusité.
Dans les bois et lieux ombragés.	Anti-scrophuleux d'un usage rare, subvénéneux, dont Linné a fait connaître l'utilité pour faire de l'encre et pour la teinture en noir.
Dans les fentes des rochers, dans les murs des fontaines.	Diurétique très-usité.
Dans les lieux humides.	Inusitée.
Dans toutes nos montagnes.	Lobel, Lécluse et Mathiole l'appliquaient en cataplasme sur le siège de la goutte, où toute application qui calme la douleur peut devenir funeste.
Sur les hauteurs.	Réputée vénéneuse par les anciens; au moins très-suspecte.
Par-tout.	Beaucoup de champignons sont poison, et notamment l'*integer*, cinquième des espèces que je désigne : tous sont nuisibles; et néanmoins, pendant les mois de mai, de septembre et d'octobre, les Cévennois en mangent journellement de frais en quantité et sans accident, même ceux qui ont vieilli sur la terre, et que les auteurs assurent être vénéneux.
Dans les châtaigneraies.	Le commerce en retire des quantités très-considérables de secs.
Dans les châtaigneraies.	Personne n'ignore l'avantage qu'on retire de l'amadou appliqué sur les vaisseaux sanguins ouverts, et que le secret en fut vendu au gouvernement, en 1751, par Brossard, chirurgien à la Chartre, département de l'Indre.
Sur les chênes et autres arbres.	
Dans les châtaigneraies de Bez.	
Commun, très-vénéneux.	Cette dernière espèce est un poison mortel.

GENRES.	ESPÈCES.	NOMS FRANÇAIS.	NOMS DU PAYS.
AGRIMONIA. . . .	Odorata.	Aigremoine.	. . . .
	Eupatorium. . . .	Eupatoire.	. . . .
	Cannabinum. . . .	A feuilles de chanvre.	. . . .
AGROSTEMA. . . .	Githago.	Nielle des blés. . .	Aniéllo. . . . . .
AIRA.	Flos Jovis.	Fleur de Jupiter.	
	Flexuosa.	Foin tortueux. . . .	Fé. . . . .
	Montana.	De montagne.	
	Canescens.	Foin blanchâtre.	
	Caryophillea. . . .	Foin œilleté.	
	Cespitata.	Foin gazon.	
	Cristata.	Foin à crête.	
AJUGA.	Pyramidalis. . . .	Bugle pyramidale. .	. . . .
	Reptans.	Bugle rampante.	
ALLIUM.	Flavum.	Ail jaune de montagne.	Aïét. . . . . . .
	Porrum.	Porreau.	Porré.
	Sub-hirsutum. . .	Ail presque velu.	
ALSINE.	Segetalis.	Morgéline des blés.	Mourillous. . . .
	Media.	Morgéline des oiseaux.	Trisséto. . . . . .
	Mucronata. . . .	Morgéline piquante.	
ANAGALLIS. . . .	Arvensis.	Mouron des champs.	Autre espèce de Mourillous. .
	Phœnicea.	Mouron rouge.	
	Cœrulea.	Mouron bleu.	
ANAGYRIS. . . .	Fœtida.	Bois puant.	Pudis. . . . . .
ANCHUSA.	Officinalis.	Buglose officinale.	Lénga dé biòou.
	Tinctoria.	Buglose des teinturiers.	Ourcanéta. . . .
ANEMONE.	Hepatica.	Hépatique.	Erbo daou sétghé.
	Alpina.	De montagne.	
	Nemorosa.	Des bois.	
	Trifolia.	Trifoliée.	
ANETHUM.	Fœniculum. . . .	Anet, fenouil. . .	Fénoul.
ANGELICA. . . .	Silvestris.	Angélique sauvage.	Anjhélica saouvatgea. . . . . . .
ANTHEMIS. . . .	Montana.	Camomille de montagne.	Coucoumilla. . .
	Arvensis.	Camomille des champs.	

LIEUX où elles croissent.	NOTICE DE LEURS PROPRIÉTÉS MÉDICINALES ET ÉCONOMIQUES.
Au bord des chemins. Au bord des chemins. Dans les prés et lieux humides.	Plante d'un usage immémorial en médecine, tonique, vulnéraire, astringente, excellente dans les maladies cachectiques, dans les obstructions, les ulcères des voies uriuaires, les pertes blanches, le flux involontaire des urines, et dont j'ai employé le jus avec succès dans le mélœna.
Dans tous les champs.	Vertus indéterminées.
Par-tout.	Vertus médicinales indéterminées.
Dans tous nos prés.	Tonique, résolutive, vulnéraire, qu'on donne en décoction, et dont on prépare un sirop utile dans l'hémoptysie, les ulcères du poumon.
Dans nos vignes.	Apéritif, diurétique, sudorifique, emménagogue, anthelmintique, excitant, alexitère, nuisible aux tempéramens ehauds, d'un usage culinaire fréquent.
Presque par-tout.	Rafraichissante, résolutive, ophthalmique, peu usitée.
. . . .	Bonne nourriture pour les serins.
Par-tout.	Plante employée sans de grands succès comme vulnéraire, résolutive, dont Tournofort conseille l'extrait dans l'épilepsie, et que le professeur Gouan assure être un poison pour les serins et autres petits oiseaux.
Sur les rochers.	Plante stupéfiante, anti-spasmodique, emménagogue, dont Galien, Dioscoride et Pline croyaient les semences émétiques, dont ils donnaient les feuilles en décoction dans l'asthme, et les appliquaient sur l'œdème : cette plante n'est plus d'usage.
Aux bords des chemins.	Apéritive, rafraîchissante, béchique, dont Boërhaave donnait le jus dans les pleurésies.
Dans les murailles.	L'orcanète donne une couleur rouge, et est employée par les teinturiers.
Dans toutes nos montagnes.	L'hépatique, qu'on avait cru utile dans les maladies du foie, est employée comme vulnéraire, astringente, dans la gonorrhée et dans l'hémoptysie.
Commun dans les lieux secs.	Incisif, apéritif, diurétique, sudorifique, béchique, stomachique, carminatif, ophthalmique, trop négligé.
Aux bords des canaux d'irrigation où passent les eaux venant de nos montagnes.	Cordiale, emménagogue, apéritive, diurétique, d'un usage assez fréquent.
Presque par-tout, et sur-tout dans les champs.	Fébrifuge, anthelmintique, carminative, résolutive, anodine, dont on prépare une huile très-usitée.

GENRES.	ESPÉCES.	NOMS FRANÇAIS.	NOMS DU PAYS.
ANTHEMIS, ...	Cotula.	Maroute, camomille puante.	
	Tomentosa.	Camomille coton-neuse.	
	Alpina. . . . , . . .	Camomille alpine.	
ANTIRRHINUM. . .	Supinum.	Mufle de veau. . . .	Pantouflétas. . . .
	Origani folium. . .	A feuilles d'origan.	
	Bellidi folium. . .	A feuilles de paquerette.	
	Arvense.	Muflier des champs.	
	Elatine.	Auriculé.	. . . . .
	Spurium.	Velvote, faux mufligr.	
	Cymbalaria. . , . . .	Cymbalaire.	. . . . .
	Monspessulanum. .	De Montpellier.	
	Linaria.	La linaire.	
APHYLLANTES. . .	Monspeliensis. . . .	. . . .	Bragalou. . . . .
AQUILEGIA.	Vulgaris.	Eglantine, Ancolie.	. . . . . .
	Viscosa.	Ancolie visqueuse.	
ARBUTUS.	Unedo.	Arboussier. . . .	Arboussé. . . . .
ARCTIUM.	Lappa. . . . . . , .	Bardane, glouteron.	Lampourda. . . .
ARENARIA. . . .	Biflora.	Sabline biflore. . .	. . . . .
	Rubra.	Sabline rouge.	
	Trinervia.	Sabline nerveuse.	
	Serpylli folia. . .	Sabline à feuille de serpolet.	
	Montana.	De montagne.	
	Sexatilis.	Des rochers.	
	Hispida.	Hérissée.	
	Larici folia. . . .	A feuille de mélèze.	
	Striata.	Striée.	
	Fasciculata.	En faisceaux.	
	Grandiflora.	A grandes fleurs.	
	Campestris. . . .	Commune.	
ARISTOLOCHIA. . .	Rotunda.	Aristoloche ronde.	Faouterno. . . .
	Longa.	Aristoloche longue.	

LIEUX où elles croissent.	NOTICE DE LEURS PROPRIÉTÉS MÉDICINALES ET ÉCONOMIQUES.
. . . . .	L'espèce *cotula*, maroute, n'est pas d'usage.
. . mmun.	La vertu des quatre premières espèces est indéterminée.
. . . . .	L'*elatine* et le *spurium*, velvote, étaient employés par les anciens comme vulnéraires, anti-scrophuleux, anti-cancéreux : quelques modernes en ont repris l'usage dans les mêmes cas.
l'Arboux et en bien d'autres endroits.	Velch employa avec succès la cymbalaire contre la gale, à cause de l'analogie du goût et de l'odeur de cette plante avec la fumeterre. La linaire, usitée autrefois comme diurétique, apéritive, n'est plus employée ; Linné la croit suspecte, parce que les mouches qui se reposent sur les fleurs de cette plante y meurent, et c'est pour les éloigner ou les détruire, que les Suédois en placent des bouquets sur les fenêtres.
. . r-tout.	Vertus indéterminées.
. . ns tous nos prés.	Diurétique, vulnéraire, apéritive, dont les anciens donnaient la décoction des feuilles en collutoire dans l'affection scorbutique des gencives, et celle de la semence dans les obstructions, dans l'ictère. Linné soupçonnait que cette plante était vénéneuse ; aucune épreuve ne l'a confirmé.
. . ns tous nos bois.	Astringent, coriaire ; les fruits mangés en trop grande quantité produisent l'ivresse.
. . r-tout.	Diurétique, dépurative, anti-ulcéreuse, anti-psorique, anti-vénérienne, fébrifuge ; la tisane faite avec la racine est un bon remède contre les douleurs, la goutte, la vérole ; elle guérit Henri III, Roi de France. M. Razous, célèbre médecin de Nismes, a guéri des ankyloses par l'application des cataplasmes faits avec les feuilles, la racine de bardane et le miel. Les jeunes pousses sont d'un usage culinaire.
. . ns tout le canton	Vertus indéterminées.
. . ans toutes nos vignes.	Utérines, emménagogues, anti-hystériques, propres à dissiper les obstructions, incisives, anti-asthmatiques, d'un usage utile dans les affections pituiteuses, goutteuses, dans l'hydropisie ; anti-septique excellent, dont la racine,

GENRES.	ESPÈCES.	NOMS FRANÇAIS.	NOMS DU PAYS.
ARTEMISIA.....	Vulgaris.......	Armoise.........	Artémisa.....
	Absinthium.....	Absinthe.......	Absintha.
	Campestris.....	Aurone........	Garda-raouba.
ARUM........	Maculatum.....	Pied de veau taché.	Figheirou....
ASPARAGUS....	Silvestris......	Asperge sauvage.	Ramo-counil...
ASPERUGO.....	Vulgaris.......	Rapette ou porte-feuille vulgaire.	....

LIEUX où elles croissent.	NOTICE DE LEURS PROPRIÉTÉS MÉDICINALES ET ÉCONOMIQUES.
	réduite en poudre, déterge les ulcères cancéreux, malins, et détruit la gangrène. Hippocrate, et après lui les plus grands médecins, s'en sont servis pour remplir le plus grand nombre de ces indications. Par quelle fatalité un remède aussi précieux et qu'on a par-tout sous la main, n'est-il plus employé?
Presque par-tout.	Les trois espèces sont toniques, stomachiques, vermifuges, anti-hystériques, emménagogues, anti-septiques, et plusieurs médecins leur accordent une vertu anti-calculeuse. On croit que la première espèce a de plus la propriété de détruire l'effet de l'opium; ce qui fait présumer que les deux autres l'ont aussi. C'est de la seconde espèce qu'on tire le carbonate de potasse (sel d'absinthe), si fréquemment et utilement employé avec le jus de citron, sous le nom de potion anti-émétique de Rivière; sel que Paracelse avait signalé comme excellent fébrifuge, dont les Anglais ont toujours fait usage, et que j'ai employé moi-même avec le plus grand succès. Les feuilles de la troisième espèce d'armoise, réduites en poudre, ou leur décoction, sont particulièrement conseillées pour saupoudrer ou pour laver les plaies gangreneuses, pour guérir la teigne, pour écarter les punaises; et le moxa ou cautère actuel, dont les Chinois font si grand cas, est le duvet d'une espèce d'armoise orientale, auquel, en France, on a substitué le coton: il ne serait pas impossible d'employer à cet usage le duvet des armoises qui croissent sous nos yeux.
Très-commun ici.	Plante très-âcre, très-caustique, dont la racine fraîche fournit un suc laiteux, qui, appliqué sur la langue, y excite une irritation considérable, qui bientôt se propage et aurait des suites funestes, si on n'y remédiait promptement par des gargarismes acides ou huileux. Racine que les pères de la médecine employaient à la dose de 15 à 20 grains dans la cachexie, les pâles-couleurs, l'asthme humoral, les maux de tête sympathiques, l'anorexie, et généralement toutes les fois qu'il fallait ranimer les forces motrices et diviser les humeurs. On a peine à concevoir qu'un remède dont l'antiquité éprouvait les meilleurs effets, ne soit plus entre les mains des médecins d'aujourd'hui, d'ailleurs si empressés d'essayer les moyens les plus énergiques et d'un usage très-suspect. La racine de l'*arum* fraîche et pilée décrasse les étoffes, peut tenir lieu de savon, et fournit une fécule très-douce, nourrissante, et perd sa causticité à mesure qu'elle vieillit.
Très-commun.	Puissant diurétique chaud, ayant des effets opposés chez les tempéramens sanguins, irritables; aliment délicieux dont l'abus produit quelquefois l'hématurie.
Dans les champs, les haies, le bord des chemins.	Détersif, vulnéraire, incisif, béchique peu employé.

GENRES.	ESPÈCES.	NOMS FRANÇAIS.	NOMS DU PAYS.
ASPHODELUS. . . .	Ramosus.	Asphodel rameux. .	Aléda. . . . .
ASPLENIUM. . . .	Ruta muraria. . . .	Doradille des murs.	Saouba bida. . . .
	Alterni folium. . .	A feuilles alternes.	
	Scolopendrium. . .	Scolopendre. . . .	Erba dé la rata.
	Ceterach.	Herbe dorée. . . .	Daouradéta. . . .
	Tricomanes.	Capillaire.	Poulitric.
	Onopteris.		
	Adiantum nigrum.	Capillaire de Mont-pellier.	Capilléra.
ASTER.	Alpinus.	Astre de montagne.	. . . . . .
	Acris.	Astre âcre.	
	Amellus	OEil de christ.	
	Ladifolius.	Doradille lédier.	
ASTRAGALUS. . . .	Glycyphyllos. . . .	Réglisse de mon-tagne.	. . . . . .
	Monspessulanus. . .	Astragal de Mont-pellier.	
BALLOTA.	Nigra.	Marrube noir. . . .	Mariblé négré. . .
BELLIS.	Vulgaris.	Paquerette vulgaire	Margaridèla. . . .
BETONICA.	Alopecuros. . . .	Bétoine jaune. . .	Bétoina. . . . . .
	Vulgaris.	Bétoine vulgaire.	
BETULA.	Alnus.	Aulne , vergne , bouleau.	Ver. . . . .
	Alba.	Bouleau blanc.	
	Nigra.	Bouleau noir.	
BISCUTELLA. . . .	Vulgaris.	Lunetière vulgaire.	. . . . . .
BRYONIA.	Alba.	Brioine ou couleu-vrée blanche. . .	Goujhié saouvagé.

LIEUX où elles croissent.	NOTICE DE LEURS PROPRIÉTÉS MÉDICINALES ET ÉCONOMIQUES.
Sur les causses de Bogues et de Montdardier.	Apéritif, hydragogue, anti-psorique, dont les campagnards appliquent la racine fraîche et pilée sur les dartres vives, ce qui cause beaucoup d'irritation, fait suinter quantité de sérosité, et fait quelquefois disparaître les dartres. Les cochons sont très-friands des racines, qui ont la forme de navets réunis.
Dans les endroits frais, humides, dans les vieux murs, autour des puits, des fontaines.	Les plantes de cet ordre ont toutes une vertu astringente, diurétique, faiblement béchique, et sont d'un usage fréquent ; elles diffèrent trop peu les unes des autres pour qu'on puisse craindre de les suppléer l'une par l'autre.
. . . .	Les campagnards emploient le *ceterach* contre les aphthes des enfans.
Au Vigan, à l'Arboux assez commun.	Incisif, détersif ; d'après Hoffmann, anti-dysentérique, et que Wedelius conseille intérieurement et extérieurement comme excellent détersif.
Sur les hauteurs.	La racine est diurétique, astringente ; sa décoction dans le vin fortifie les gencives, arrête l'hémorrhagie nasale : sèche et réduite en poudre, elle déterge et cicatrise les ulcères ; les paysans en boivent la décoction aqueuse dans la rétention d'urine, dans la gravèle : Tournefort la conseille dans les mêmes cas ; on assure qu'elle est très-utile dans l'atrophie des enfans et dans les maladies vénériennes ; cependant, cette plante utile, et qui pourrait le devenir encore plus, est très-peu usitée.
Aux bords des chemins.	Proposé comme sudorifique, anti-hystérique, anti-podagrique, ce que l'expérience n'a pas confirmé.
Par-tout, aux bords des prés, des chemins.	Incisive, vulnéraire, résolutive, aujourd'hui d'un usage très-fréquent dans les maladies de poitrine.
A l'Arboux et ailleurs.	Tonique, sternutatoire, détersive, dont quelques paysans fument les feuilles sèches en guise de tabac.
Sur les bords de toutes nos rivières.	Vulnéraire, astringent, sudorifique, résolutif très-peu usité ; l'écorce est propre à teindre la laine en noir ; et Linné pensait qu'on pourait en retirer du sucre, ainsi que de l'érable. Les chatons qu'on fait bouillir dans l'eau fournissent de la cire ; et les fromages qu'on couvre avec les feuilles ne sont pas attaqués par les vers.
Par-tout.	Détersif, apéritif peu usité.
Dans nos haies.	Le jus qu'on exprime de la racine fraîche est un purgatif drastique qu'on a quelquefois donné, à très-petite dose et avec succès, dans l'ascite ; cette racine fraîche, coupée à tranches et appliquée sur les parties œdématiées, produit un suintement de sérosité utile ; et en cataplasme, elle a des succès marqués sur les tumeurs scrofuleuses.

GENRES.	ESPÈCES.	NOMS FRANÇAIS.	NOMS DU PAYS.
Bryum..........	Extinctorium.....	Bri ou éteignoir...	Moussa........
Bunias.........	Erucago.........	Masse de bedeau...	....
Buphtalmum...	Spinosum.......	OEil-de-bœuf épineux.	
Buplevrum....	Falcatum.......	Buplèvre faucilier, Oreille de lièvre.	......
	Rigidum.......	Roide.	
	Tennissimum....	Très-menu.	
Buxus........	Semper virens...	Buis.........	Bouï........
Cacalia.......	Alpina........	Cacalie des Alpes...	....
	Alliaria.......	Alliaire.	
Calendula....	Arvensis.......	Souci des champs.	Souci.
Campanula....	Rotundi folia....	Campanule petite.	Campanéta....
	Rapunculus....	Raiponce.......	Répoaujhou.
	Decurrens.....	Décurrente.	
	Trachelium....	Dentelée.	
	Glomerata.....	Conglomérée.	
	Medium.......	A grandes fleurs.	
	Lini folia......	A feuille de lin.	
Cardamina....	Resedi folia.....	Faux cresson....	Nanitor saouvatjé.
	Parvi flora.....	A petites fleurs.	
	Pratensis......	Des prés.	
	Hirsuta.......	Velue.	
Carduus........	Eriophorus....	Laineux.......	Cardoussés....
	Mollis........	Mou.	
	Monspessulanus..	De Montpellier.	
	Tuberosus....	Bulbeux.	
	Lanceolatus....	Lancéolé.	
Caalina.......	Vulgaris.......	Carline vulgaire...	Cardouillas....
	Acaulis.......	Sans tige.	
	Lanata........	Laineuse.	
Carpinus.....	Betulus.......	Charme vulgaire, Charmille.....	....
Carthamus....	Mitissimus.....	Safran bâtard...	Lous Capélans..
	Carduncellus....	Petit chardon.	
	Lanatus.......	Laineux.	
Caucalis......	Leptophylla....	Caucalier, Girouille.	.....
	Daucoides......	Fausse Carotte.	
	Grandiflora.....	A grandes fleurs.	
	Pumila........	Nain.	

LIEUX [où] elles croissent.	NOTICE DE LEURS PROPRIÉTÉS MÉDICINALES ET ÉCONOMIQUES.
[da]ns tous les bois, [s]ur tous les arbres, lieux frais, [om]bragés et humides.	Vertus indéterminées. Nous avons dans le canton toute espèce de mousse et en grande quantité; il serait bien long de les désigner particulièrement.
[pa]r-tout.	Inusité.
[pa]r-tout.	Vertus indéterminées.
[pa]r-tout.	Vertus indéterminées.
[da]ns tous les lieux incultes.	Les feuilles réduites en poudre, à la dose d'un gros, purgent violemment; l'écorce et le bois sont sudorifiques, styptiques; et, sur l'autorité de Mathiole et de plusieurs autres, j'emploie l'un et l'autre, sur-tout pour les pauvres, comme succédanée des bois sudorifiques.
[c]ommune.	Vertus indéterminées.
Dans tous les champs.	Les fleurs sont sudorifiques, hépatiques, ophthalmiques, mais sur-tout emménagogues.
[d]ans les lieux frais.	Vertus indéterminées. On mange la seconde espèce en salade.
[p]ar-tout.	Apéritive, diurétique, anti-scorbutique, point usitée par la facilité d'en employer de plus efficaces.
[c]ommuns.	Les chardons sont sudorifiques: les anciens vantaient les semences en émulsion dans les maladies de poitrine; elles n'ont pas de meilleurs effets que les autres émulsifs.
[s]ur les causses de Rogues et de Montdardier.	Sudorifique inusité. On mange le calice de cette plante en sauce blanche, en garniture; on les confit au miel, au moût et au sucre.
[d]ans tous nos bois.	Les vertus médicinales de cet arbre sont indéterminées; il est très-propre à former des haies, des palissades : le bois est très-dur, blanc, recherché par les tourneurs, par les ébénistes, pour le charronnage, et peu employé par les menuisiers, à cause de son extrême dureté.
[c]ommun.	Incisif, tonique, inusité.
[p]ar-tout.	Diurétique, emménagogue inusité.

GENRES.	ESPÉCES.	NOMS FRANÇAIS.	NOMS DU PAYS.
CENTAUREA. . . .	Crupina.	Jacée , Chausse-trape.	Caoussidas. . . .
	Moschata.	Musquée.	
	Pectinata.	Pectinée.	
	Phrygia.	Phrygiène.	
	Nigra.	Noire.	
	Pullata.	Culottée.	
	Montana.	De montagne.	
	Cyanus.	Bluet, Casse-lunettes.	Blavéta.
	Paniculata.	Paniculée.	
	Scabiosa.	Scabieuse.	
	Jacea.	Jacée.	
	Conifera.	Conifère.	
	Alba.	Blanche.	
	Seridis.	Chicoracée.	
	Aspera.	Rude.	
	Calcitrapa. . . .	Chardon étoilé. . .	Agriola masclaou
	Solstitialis.	Du Solstice.	
	Melitensis.	Malthèse.	
	Sicula.	Sicilienne.	
	Calcitrapoïdes. . .	Fausse chaussetrape.	
	Centauroides. . .	Petite Centaurée. .	Erba dé las fébrés
	Collina.	Colline.	
	Salamantica. . . .	Salamantique.	
	Galactites.	Laiteuse.	
CERASTIUM. . . .	Arvense.	Céraiste des champs, Oreille de souris.	Aourcilla de rat.
	Repens.	Rampant.	
	Latifolium.	A larges feuilles.	
	Tomentosum. . .	Cotonneux.	
	Viscosum.	Visqueux.	
	Semi-decandrum.	Pentandre.	
CHELIDONIUM. . .	Vulgare.	Chélidoine, Éclaire.	Erba de l'éstéri siégua. . . . . .
	Glaucium.	Pavot cornu.	
CHENOPODIUM. . .	Murale.	Patte d'oie des murs.	Pata d'aouqua. .
	Rubrum.	Armonls rougeâtre.	
	Album.	Patte d'oie blanche.	Erba móla.
	Viride.	Patte d'oie verte. .	Blédou.
	Vulvaria.	Arroche puante.	Siniselé.
CHRYSANTHEMUM.	Leucanthemum. .	La grande Marguerite.	Margarida. . . .
	Montanum.	De montagne.	
	Gramini folium. .	A feuilles de gramen	
	Monspeliense. . .	Chrysanthème de Montpellier.	
	Corymbosum. . .	En corymbe.	
	Alpinum.	Des Alpes.	

LIEUX où elles croissent.	NOTICE DE LEURS PROPRIÉTÉS MÉDICINALES ET ÉCONOMIQUES.
Dans les endroits secs.	Toutes les espèces de ce genre ont les mêmes vertus ; on peut employer indistinctement les fleurs en poudre ou en décoction comme fébrifuge ; les feuilles ou leur suc comme détersif, cicatrisant, anti-cancéreux ; la racine, comme diurétique. Les fleurs donnent une bonne présure, caillent le lait ; elles donnent une couleur violette qui, traitée avec des acides, devient rouge et bleue avec l'alun ; les bêtes à corne en sont friandes. Le *cyanus*, bluet, est réputé ophthalmique. La petite centaurée est un excellent fébrifuge et contre-vers.
Dans nos prés.	Inusité, et peut-être faiblement astringent.
Commun.	Toutes les parties de la première espèce sont diurétiques, apéritives, anti-psoriques, anti-ictériques, désobstructives, fébrifuges, anti-scrofuleuses, et son suc fait disparaître les taies et les verrues. La seconde espèce, *glaucium*, pavot cornu, est au moins suspecte ; et Boërhaave conseille de ne l'employer qu'extérieurement pour déterger les plaies.
Commun.	Les quatre premières espèces sont rafraichissantes. La dernière, *vulvaria*, d'une puanteur extrême, est regardée comme anti-hystérique.
Dans tous nos prés.	Toutes les espèces sont incisives, vulnéraires, résolutives, et utiles dans les affections de poitrine.

GENRES.	ESPÈCES.	NOMS FRANÇAIS.	NOMS DU PAYS.
CHRYSOSPLENIUM..	Alterni folium. . .	Saxifrage dorée, à feuilles alternes. .	Brisa peyras. . .
	Oppositi folium. .	Dorine à feuilles opposées.	
CICHORIUM.	Intybus.	Chicorée amère. . .	Chicouréa. . . .
	Endevia.	Endive.	Endébia.
CIRCÆA.	Alba.	Circée blanche. . .	Erba dé Sént-
	Purpurea.	Circée pourprée.	Éstieyné. . .
	Lutetiana.	Circée parisienne.	
CISTUS.	Ladaniferus. . . .	Ciste ladanifère. . .	. . . .
	Canus.	Blanc.	
	Nummularius. . .	A feuilles de num- mulaire.	
	Glutinosus.	Gluant.	
	Pilosus.	Velu.	
	Monspeliensis. . .	De Montpellier. . .	Moulgés.
CLAVARIA.	Coralloïdes. . . .	Clavaire coralloïde.	Barba dé cabra.
	Fastigiata.	En bouquet.	
	Militaris.	Écailleuse.	
	Pistillaris.	En pilon.	
	Digitata.	Digitée.	
	Hipoxilon.	Cornue.	
CLEMATIS.	Viticella.	Clématite, Herbe aux gueux. . .	Entrévijbé. . . .
	Latifolia.	A grandes feuilles. .	Aubovi.
	Flammula.	Flammule.	
	Vitalba.	Des haies.	
COCHLEARIA. . . .	Coronopus.	Corne de cerf. . . .	Corna dé cer.
	Draba.	Drave.	
COLCHICUM.. . . .	Autumnale.	Colchique d'autom- ne, Étrangle chien.	Estrangla chi , Sa fran bastard. .
COLUTEA.	Vesicaria.	Baguenaudier. . . .	. . . .
CONIUM.	Maculatum. . . .	Ciguë maculée. . .	Jaoubertassa. . .

Lieux où elles croissent.	NOTICE DE LEURS PROPRIÉTÉS MÉDICINALES ET ÉCONOMIQUES.
Dans les endroits frais et humides.	Faible apéritif, d'un usage très-rare.
Dans tous les endroits frais.	Apéritif, diurétique, fébrifuge, stomachique excellent, d'un usage journalier.
Par-tout.	Faible résolutif, vulnéraire douteux, inusitée.
Au Vigan, assez répandu.	Vulnéraire, astringent, détersif, utile contre les fleurs blanches, et presque inusité.
Dans les bois, au pied des arbres.	Espèce de champignon branchu qui est très-bon à manger, et qui doit faire exception à l'opinion qu'on a en général des champignons, si, comme le dit Bergius dans sa matière médicale, il est *sapidus cibus et forsan salutaris*.
Dans les haies, dans les bois.	Plante vésicante, suspecte, inusitée, dont les premières pousses, données à la dose de quelques grains, seraient un bon diurétique, et deviendraient un purgatif à plus haute dose. Storck conseille les feuilles du *flammula* réduites en poudre pour déterger les ulcères cancéreux et pour détruire la carie des os, et c'est avec la décoction de cette plante qu'il a guéri des maladies vénériennes, des douleurs ostéocopes, la gale. Les mendians, pour exciter la charité, se frottent les jambes avec les feuilles fraiches, pilées, et se font ainsi des plaies effrayantes, que la décoction du *verbascum* (bouillon-blanc) guérit bientôt. Les gens de la campagne font macérer dans le vinaigre de petits fromages; ils y mettent ensuite des feuilles du *flammula*, et ces fromages, connus sous le nom de *pébéroti*, sont d'un goût agréable, mais très-piquant.
Dans les champs, au bord des chemins.	Ces plantes sont atténuantes, incisives, anti-scorbutiques, astringentes, apéritives, utiles dans la passion cœliaque, et leurs cendres entrent dans le remède lithontriptique de M.lle Stephens.
Dans tous nos prés.	La racine de cette plante est vénéneuse, diurétique, drastique: Haller en prépare un oxymel colchique; remède que Storck a donné avec succès dans les hydropisies, mais qui n'a pas réussi dans les départemens méridionaux.
Dans nos bois.	Les droguistes mêlent les feuilles de cette plante avec le séné; fraude qui devrait être bien punie.
Sur les causses de Rogues et de Montdardier.	Plante très-dangereuse, poison subtil, dont cependant on donne familièrement l'extrait comme résolutif, anodin, anti-spasmodique, anti-cancéreux, emménagogue, anti-scrofuleux; remède qui n'a pas répondu aux espérances qu'en donnaient Van-Swieten, Storck, Quarin, Collin, Butler.

GENRES.	ESPÉCES.	NOMS FRANÇAIS.	NOMS DU PAYS.
CONVALLARIA...	Majalis........	Muguet des bois...	....
	Verticillata.....	Verticillée.	
	Polygonatum....	Sceau de Salomon.	Erba de la roum-
	Bifolia........	Bifeuille.	pédura.
	Multiflora......	Multiflore.	
CONVOLVULUS...	Arvensis.......	Petit Lizéron.....	Courrijhiolas....
	Sepium........	Grand Lizéron.	
	Cantabrica.....	Lizéron linéaire.	
CORNUS.......	Mas..........	Cornier ou cornouil-	
		ler mâle.....	Cournier......
	Sanguinea......	Sanguin.	
CORONILLA....	Valentina......	Coronille.......	
	Varia.........	Bigarrée.	
	Minima.......	Mineure.	
	Securidaca.....	En faucille.	
CORRIGIOLA....	Littoralis......	Corrigiole des rives.	....
COTYLEDON....	Umbilicus veneris.	Cotylet, Nombril de	
		Vénus.......	Coucouméla....
CRATÆGUS....	Avia.........	Droulier.......	....
	Oxyacantha.....	Aubépine......	Aoubréspi.
CREPIS.......	Fœtida........	Crépide fétide...	....
	Tectorum......	Des toits.	
	Virens........	Verte.	
	Dioscoridis.....	De Dioscoride.	
	Alpina........	Alpine.	
	Biennis........	Biennale.	
CUCUBALUS....	Bacciferus......	Cornillet à baies..	Pétarels.......
CUSCUTA......	Europœa.......	Cuscute d'Europe..	Rasca.........
CYNOGLOSSUM...	Vulgare........	Cynoglosse, Langue	
		de chien......	Lénga cana, Erba
			daóu tal.....

LIEUX où elles croissent.	NOTICE DE LEURS PROPRIÉTÉS MÉDICINALES ET ÉCONOMIQUES.
Dans nos bois.	Les baies et la racine en poudre sont sternutatoires, purgatives, vermifuges, céphaliques, anti-épileptiques, fébrifuges, et cependant d'un usage rare. La troisième espèce, *polygonatum*, est émolliente, résolutive, et le professeur Gouan a vu des enfans guéris d'hernies récentes par la seule application de la racine fraîche et pilée.
Dans les champs, dans les terres travaillées.	Plante purgative, résolutive, vulnéraire, détersive, qu'on croit succédanée de la scammonée d'Alep, et d'après cela mal-à-propos inusitée.
Dans les haies, dans les bois.	Toutes les parties de cet arbre sont astringentes, mais sur-tout les fruits, que plusieurs personnes mangent, malgré leur extrême stypticité, et dont les paysans font un remède contre la diarrhée : ces fruits jetés dans le vinaigre le rendent plus acide.
Dans les bois, sur les rochers.	Vertus indéterminées.
Dans les prés, au bord des rivières.	Vertus indéterminées.
Dans les murs humides.	Plante rafraîchissante, émolliente, propre à guérir les gerçures du sein, à calmer les douleurs des hémorrhoïdes, à ramollir les cors aux pieds, et en rendre l'extirpation facile.
Dans nos bois, les haies.	Les fruits sont faiblement astringens ; le bois est recherché pour les ouvrages au tour, pour le charronnage : cet arbrisseau très-agréable prend toutes les formes qu'on veut, et ses fleurs, disposées en rose, forment un bouquet et répandent une odeur très-suave.
Dans les endroits humides, sur les toits.	Vertus indéterminées.
Dans nos prés.	Vertus indéterminées.
S'entortille au thym, à la lavande, au romarin, au lin, à toutes les plantes.	Plante parasite, inodore et insipide lorsqu'elle s'attache au lin, aux orties, à la renouée et autres plantes, et qui est odorante et sapide lorsqu'on la cueille sur des plantes aromatiques ; elle est faiblement purgative, apéritive, anti-ictérique, fébrifuge et peu usitée ; le docteur Frank la croit anti-syphilitique, et son opinion mérite qu'on cherche à s'en assurer.
Par-tout.	Cette plante est adoucissante, astringente, anti-spasmodique, narcotique, propre à calmer la toux, la diarrhée, la dysenterie : les Anglais donnent la décoction de la racine en tisane et l'appliquent en cataplasme dans les écrouelles ; Vogel croit qu'elle est suspecte, et craindrait d'en donner une certaine dose. L'onguent de Tragus, contre le cancer des mamelles, était composé de cynoglosse, de térébenthine et de miel.

GENRES.	ESPÈCES.	NOMS FRANÇAIS.	NOMS DU PAYS.
DAPHNE, ...	Laureola.	Garou, St. Bois. . .	Trintanel, et plus ordinairement Canta-perdrix.
DAUCUS, ...	Carota.	Carotte.	Jhiroulio , Pasté-nago. . . . . .
DIANTHUS.	Caryophyllus. . . .	Œillet.	Uiét. . . . . . .
DIGITALIS, ...	Purpurea.	Digitale pourprée, Gant – de – Notre – Dame.	. . . .
	Lutea.	Jaune.	
DIPSACUS, ...	Silvestris.	Chardon à foulon. .	. . . .

LIEUX où elles croissent.	NOTICE DE LEURS PROPRIÉTÉS MÉDICINALES ET ÉCONOMIQUES.
A Paillerols ; Endivielles.	Plante vésicante, drastique, dont la seconde écorce fraîche sert à faire couler les oreilles des enfans, à ouvrir des exutoires, et qu'on fait macérer dans l'eau tiède ou dans le vinaigre si elle est sèche ; proscrite jusqu'à présent de l'usage intérieur, à cause de sa vénénosité, et que les médecins Anglais associent aux tisanes anti-vénériennes, sur-tout s'ils ont à combattre des exostoses.
Dans nos prés.	Racine apéritive, diurétique, désobstruante, adoucissante, dont l'application sur les cancers est recommandée, et qui, au rapport de plusieurs médecins, en a guéri.
Sur nos rochers.	L'œillet est réputé cordial, alexipharmaque et employé comme tel : il n'est plus d'usage qu'en sirop, et ce sirop doit sa vertu au girofle.
Commune aux environs du Vigan.	Plante vénéneuse, violent émétique, anti-hydropique, que les Anglais emploient en cataplasmes sur les écrouelles, sur les douleurs de goutte et contre le rachitis, dont la décoction, prise pendant long-temps, a guéri, suivant Haller, un écrouelleux et une lèpre scorbutique. Une famille de la commune d'Avèze éprouva les terribles effets de cette plante, qu'on avait cru une bourrache sauvage, et avec laquelle on avait fait la soupe : tous vomirent cruellement pendant 24 heures ; les crampes, les syncopes, les sueurs froides, annonçaient leur fin très-prochaine. Je fus mandé ; je demandai à voir la prétendue bourrache : ainsi que je l'avais soupçonné, on me présenta la digitale pourprée : l'eau de veau, le lait furent donnés très-abondamment, et tous les individus de cette nombreuse famille guérirent. J'ai employé, avec le plus grand succès, en frictions sur le ventre, sur la partie interne des cuisses, les feuilles pilées de cette plante, macérées dans le suc gastrique de jeunes animaux, et à défaut, dans la salive ; et ces frictions seules ont guéri, sous mes yeux, plusieurs ascitiques. J'ai quelquefois associé aux frictions l'usage interne des feuilles en poudre ; et dans l'hydropisie de poitrine, j'ai observé les meilleurs effets du remède du docteur Trousset, de Grenoble, qu'on prépare avec 60 grains d'assa-fœtida et 30 grains de digitale pourprée en poudre, qu'on mêle bien exactement, et dont on fait 30 pilules d'égal poids, dont, pendant trois jours, on donne une seule le matin, une seconde à midi, une troisième le soir, ensuite deux le matin, à midi et le soir, enfin trois aux mêmes heures, faisant boire, après chaque prise, une tasse d'infusion de narcisse des prés ou de camphorate, adoucie avec une cuillerée à café de miel ou d'oxymel scillitique. Un vésicatoire assez grand sur la partie moyenne du sternum, et un pareil entre les épaules, lorsque l'oppression, la toux et l'enflure des mains sont considérables, ajoutent beaucoup aux effets miraculeux de ces pilules.
Dans les fossés, au bord des chemins.	Plante qu'on a long-temps donnée, mais vainement, comme diurétique, ensuite comme sudorifique, enfin comme adoucissante, et qu'on n'emploie plus aujourd'hui. Son utilité dans l'apprêt des couvertures de laine est connue de tout le monde.

GENRES.	ESPÉCES.	NOMS FRANÇAIS.	NOMS DU PAYS.
DRABA.	Verna.	Drave.	Lous passérous. . .
ECHIUM.	Vulgare.	Vipérine.	. . . .
EQUISETUM.	Limosum.	Prèle , Queue-de-cheval.	Cassòoudas. . . . .
ERICA.	Viridi purpurea. .	Bruyère.	Brus , Brussés. . .
	Scoparia.	A balai.	Broussas.
	Arborea.	En arbre.	
	Cinerea.	Cendrée.	
	Multiflora.	A plusieurs fleurs.	
ERINGIUM.	Vulgare.	Panicaut ou Chardon-Roland à cent têtes.	Pan-blanc d'asé.
ERYSIMUM.	Vulgare officinale. .	Vélar , Tortelle , Herbe au chantre.	Erba daou chantré.
	Barbarea.	Herbe du charpentier.	
	Alliaria.	Alliaire.	
EUONYMUS.	Europæus.	Fusain , Bonnet de prêtre.	. . . .
EUPATORIUM. . . .	Cannabinum.	Eupatoire à feuilles de chanvre. . . .	. . . .
EUPHORBIA. . . .	Segetalis.	Tithymale , Épurge.	Lanjhuscla. . . . .
	Verrucosa.	Verruqueuse.	
	Helioscopia. . . .	Réveille-matin.	

LIEUX où elles croissent.	NOTICE DE LEURS PROPRIÉTÉS MÉDICINALES ET ÉCONOMIQUES.
Au bord des chemins.	Vertus indéterminées.
Par-tout.	Faible béchique, résolutif, apéritif très-douteux.
Au bord des rivières.	Diurétique, astringent, propre à arrêter l'hématurie, nuisible aux vaches, aux brebis, qu'on accuse d'avoir causé l'avortement d'un troupeau entier; ce qui engage peut-être les paysannes des environs de Montpellier de la prendre en décoction pour rétablir les règles. Les tourneurs s'en servent pour donner le dernier poli à leurs ouvrages, et on en fait des lavettes, des bouchons tortillés pour écurer la vaisselle.
Dans tous les terrains incultes.	Vertus médicinales indéterminées, d'un grand usage dans les Cévennes pour ramer les vers-à-soie.
Par-tout.	Diurétique, apéritif. Vogel dit qu'on lui a parlé avec éloge des feuilles en poudre contre l'hydropisie, et il propose la racine comme emménagogue, diurétique et propre à prévenir le calcul.
Dans les chemins, dans les prés.	Béchique, incisif, diurétique, vulnéraire, anti-scorbutique. Boërhaave et Chomel croient la troisième espèce (l'alliaire) anti-gangreneuse, et s'en servaient dans les ulcères cancéreux.
Dans les haies.	Quelques auteurs ont avancé que les feuilles et les baies étaient catharto-émétiques avec danger; d'autres paraissent en douter. La décoction des feuilles avec laquelle on humecte les cheveux, ou les graines en poudre dont on les saupoudre, tuent les poux. C'est avec son bois qu'on fait les lardoires, plusieurs ouvrages au tour ; et les branches réduites en charbon sont d'excellens crayons pour les dessinateurs; les baies fournissent une couleur jaune.
Dans les lieux humides.	L'eupatoire est purgative, émétique, diurétique et fébrifuge; les paysans de la Belgique l'emploient contre l'hydropisie, et avec succès, dit-on; elle n'est pas sans avantage contre l'ictère; et appliquée en cataplasme sur les tumeurs, elle est résolutive. En Canada on guérit les maladies vénériennes en donnant en tisane la décoction de *l'eupatorium purpureum*, qui croît dans ce pays: n'est-il pas possible que *l'eupatorium cannabinum* ait les mêmes vertus? L'aphorisme de Linné semble le promettre: *Quæ conveniunt caracteribus, conveniunt virtutibus.*
Par-tout.	Les tithymales sont drastiques, corrosifs, vénéneux; leur application cause une inflammation qui se propage, avec célérité et danger, sur les parties voisines; leur suc

GENRES.	ESPÈCES.	NOMS FRANÇAIS.	NOMS DU PAYS.
EUPHORBIA. . . .	Pilosa.	Garnie de poils.	
	Esula	Esule.	
	Exigua.	Petite.	
	Serrata.	Dentelée.	
	Cyparissias.	A feuilles de pin.	
	Sylvatica.	Des bois.	
FRAGARIA.	Vulgaris.	Le Fraisier.	Majhoufié. . . . .
FRAXINUS.	Ornus.	Frêne à grandes feuilles.	Fraïssé. . . . . .
	Excelsior.	Très-élevé, ou nudiflore.	

LIEUX où elles croissent.	NOTICE DE LEURS PROPRIÉTÉS MÉDICINALES ET ÉCONOMIQUES.
	laiteux est au nombre des substances délétères avec lesquelles on empoisonne les flèches ; ces plantes, jetées dans les rivières, dans les étangs, enivrent le poisson ; et le miel est malfaisant et suspect, si les abeilles qui l'ont produit s'en sont nourries : cependant Hippocrate s'en servait comme purgatif ; Chomel, Boërhaave et Sénac le corrigeaient par le sel de tartre et le donnaient dans les fièvres....... Malgré ces autorités, toutes les espèces d'euphorbe ne sont employées qu'extérieurement pour détruire la carie des os, ou en vésicatoire.

laiteux est au nombre des substances délétères avec lesquelles on empoisonne les flèches ; ces plantes, jetées dans les rivières, dans les étangs, enivrent le poisson ; et le miel est malfaisant et suspect, si les abeilles qui l'ont produit s'en sont nourries : cependant Hippocrate s'en servait comme purgatif ; Chomel, Boërhaave et Sénac le corrigeaient par le sel de tartre et le donnaient dans les fièvres....... Malgré ces autorités, toutes les espèces d'euphorbe ne sont employées qu'extérieurement pour détruire la carie des os, ou en vésicatoire.

Le professeur Gouan a reconnu que le suc de la petite ésule, appliqué sur la piqûre de la tarentule, remédie efficacement aux dangers auxquels elle expose ; et cette observation, qui lui a été confirmée par celle de M. Jauvy, médecin à Grasse, où cette araignée est très-commune et cause souvent des malheurs pendant la moisson, mérite d'être connue dans le département du Gard, où cette vénimeuse araignée n'est pas rare. Gouan pense que tous les tithymales jouissent du même avantage ; et les médecins n'ignorent pas que, dans le même cas, Lieutaud conseille le suc laiteux du figuier.

C'est aussi au célèbre Gouan que nous devons la connaissance de l'efficacité du suc de laitue contre les mauvais effets des tithymales ; et parmi nombre d'observations, je citerai seulement celle d'une femme qui, pour calmer un mal aux dents, y appliqua du suc de tithymale, qui causa bientôt une tuméfaction si considérable sur la langue, dans la bouche et au gosier, qu'on eut à craindre une strangulation mortelle, dont le danger fut bientôt dissipé par le conseil de M. Gouan, qui fit remplir la bouche de cette pauvre femme avec la laitue pilée : Gleditsch a fait la même observation.

Dans les bois, par-tout.

Fruit délicieux, préférable à tous les fruits rouges, dont on ne peut trop recommander l'usage ; remède précieux aux goutteux, aux phthisiques, dans les accès de fièvre opiniâtres, dans les maladies des voies urinaires ; racine anti-phlogistique, apéritive, diurétique, astringente, recommandée dans les pertes blanches, dans l'ictère, dans les maladies de la rate.

Sur les bords des rivières.

Les fleurs de frêne sont laxatives, adoucissantes, béchiques ; cet arbre est au nombre de ceux qui fournissent la manne, et celle qui découle des feuilles est préférable.

L'écorce du frêne très-élevé est diurétique, sudorifique, succédanée du gaïac, anti-hémorrhagique ; et plusieurs médecins, même Lieutaud, conseillent, contre la surdité, d'instiller dans les oreilles l'eau qui découle des extrémités d'une branche verte qu'on fait brûler par le milieu.

Le bois de l'une et l'autre espèce est d'un grand usage dans le charronnage ; les armuriers et les tourneurs le recherchent.

On croit la semence apéritive, diurétique, anti-pleurétique, lithontriptique et aphrodisiaque.

12

GENRES.	ESPÈCES.	NOMS FRANÇAIS.	NOMS DU PAYS.
FUMARIA.	Officinalis.	Fumeterre des bou-tiques.	Fèóu dé terra. .
	Bulbosa.	Bulbeuse.	
GALIUM.	Mollugo.	Caille-lait blanc. . .	. . . . . .
	Glaucum.	. . . . . .	Rajhistel.
	Verum.	Caille-lait jaune. .	Erba dé l'Abélio
	Aparine.	Grateron.	
GENISTA.	Sagittalis.	Genêt à flèche. . .	Jhinès. . . . .
	Pilosa.	Velu.	
	Anglica.	Anglais.	
	Germanica.	D'Allemagne.	
	Hispanica.	D'Espagne.	Jhinestrol.
	Purgans, Spartium.	Purgatif ou Griot.	
	Tinctoria.	Des Teinturiers.	
GERANIUM.	Cicutarium.	Cicutin , Bec de Grue.	Aguliétas. . . .
	Nodosum.	Noueux.	
	Pratense.	Des Prés.	
	Columbinum. . . .	Colombin.	
	Robertianum. . . .	Herbe à Robert. . .	Erba dé l'Esqui nanço.
	Ciconium.	Ciconier.	
	Pusillum.	Nain.	
GEUM.	Urbanum.	La Benoîte commu-ne.	. . . . .
GLADIOLUS.	Vulgaris.	Le Glayeul.	Lirgo. . . . . . .
GLECHOMA.	Hedera terrestris. .	Lierre de terre. . .	Roundota , Enn dé terra. . . .

LIEUX où elles croissent.	NOTICE DE LEURS PROPRIÉTÉS MÉDICINALES ET ÉCONOMIQUES.
La 1.re espèce partout, la 2.e dans les bois.	Anti-scorbutique, dépurative, diurétique, détersive, d'un usage très-fréquent, sur-tout dans les maladies psoriques, dont le jus et l'extrait produisent les meilleurs effets.
Dans les haies, au bord des chemins.	Le caille-lait est apéritif, anti-spasmodique très-usité; le *mollugo* est un anti-épileptique précieux; et nous devons à M. Jourdan, de Tain, la publication du remède anti-épileptique que sa famille possédait depuis long-temps : ce remède consiste en six onces du suc du *galium mollugo*, cueilli en fleur, y ajoutant une once de vin blanc. Le malade doit dîner la veille à dix heures, ne rien prendre de plus jusqu'au lendemain, et alors, à jeun, il avale ce suc, qu'on ne doit exprimer que demi-heure avant de l'administrer, et donner un bouillon deux heures après: si la plante n'est pas fraîche, on la fait macérer, pendant 24 heures, dans le vin blanc; on la pile et on en exprime le suc. Willemet en parle dans le Mémoire couronné par l'Académie des sciences en 1790, et Gouan en a obtenu des effets constans.
Dans les Landes, très-commun.	Les genêts sont diurétiques, purgatifs, émétiques, hydragogues; la lessive de leurs cendres était le remède des Arabes dans l'hydropisie; tous les médecins en ont observé de bons effets; M. de Sénac l'employa avec succès pour le maréchal de Saxe; et, depuis cette époque, cette lessive saline et vineuse est connue sous le nom de remède du maréchal de Saxe. Les genêts qu'on fait sécher et ensuite rouir dans une source un peu chaude, fournissent une filasse dont on peut faire de bonnes cordes; certaines espèces donnent du fil propre à faire des toiles un peu grosses; on fait des balais de genêts, on en chauffe les fours, on en brûle dans les champs, et la cendre saline qui en résulte les fertilise.
Par-tout.	Tous les *geranium* sont émolliens, anodins, détersifs, résolutifs, et peuvent être indistinctement employés comme tels: cependant le colombin et l'herbe à Robert doivent être préférés dans l'esquinancie.
N'est pas rare.	La benoîte commune, dont la racine a l'odeur du girofle, est astringente, vulnéraire et bien faiblement fébrifuge.
Dans les prés.	Le glayeul est inusité; cependant sa racine est résolutive, succédanée de celle de l'iris, et pourrait être utilement employée en cataplasme sur les tumeurs écrouelleuses.
Dans les lieux frais et humides.	Béchique, incisif, vulnéraire, très-usité dans les maladies de poitrine, dont Morton fait grand cas dans l'hémoptysie, et qu'on annonce depuis peu comme très-efficace dans l'atrophie des enfans.

GENRES.	ESPÈCES.	NOMS FRANÇAIS.	NOMS DU PAYS.
HEDERA.	Arborea.	Lierre d'arbre ou grimpant. . . .	Enna. . . . .
HELIOTROPIUM. .	Europæum.	Héliotrope d'Europe , Herbe aux verrues.	Erba dé las vérugas. . . . . .
HELLEBORUS. . . .	Viridis.	Ellébore vert, Pied-de-griffon. . . .	Varaïré. . . . . . .
	Niger.	Ellébore noir. . . .	Marsciouré.
HERNIARIA. . . .	Glabra.	Herniole ou Turquette.	Erba déla gravéla.
HUMULUS.	Lupulus vulgaris. .	Le Houblon.	Aubélou ou Tantaravel. . . . .
HYACINTHUS. . . .	Comosus.	Jacinthe.	Estrangla chi.. . .
	Botrioïdes.	Botride.	
HYDNUM.	Imbricatum.	Espèce de Champignon.	
	Repandum.		
	Tomentosum.		
HYOSCYAMUS. . . .	Niger.	Jusquiame noire.. .	Caréliado. . . . .
	Albus..	Blanche.	

LIEUX où elles croissent.	NOTICE DE LEURS PROPRIÉTÉS MÉDICINALES ET ÉCONOMIQUES.
Sur les vieux arbres, sur les vieux murs.	Les feuilles en poudre sont regardées comme spécifiques dans l'atrophie des enfans; appliquées sur les ulcères du côté de la page inférieure, elles les guérissent le plus souvent : les baies sont purgatives, émétiques; la gomme qui en découle est résolutive, tonique, balsamique; le bois est principalement employé à faire de petites boules pour le pansement des cautères.
Dans les champs, dans les chemins.	N'a d'usage que pour la guérison des verrues, étant appliquée.
Dans les terres incultes.	Plante très-vénéneuse, émétique, drastique, emménagogue, sternutatoire, qu'Hippocrate donnait avec succès dans la démence; qui, après lui, fut usitée pendant plusieurs siècles, et qui fut ensuite abandonnée, parce qu'il s'éleva des doutes sur l'espèce que donnait Hippocrate; qu'il résulta des malheurs de l'usage des plantes qu'on lui substituait, et on ne l'emploie qu'à établir des sétons dans les épizooties : nous devons en regretter la perte, parce que, donnée avec circonspection et par des mains habiles, on parviendrait sans doute à guérir des maladies qui nous résistent, et que les pères de la médecine guérissaient: le professeur Gouan croit que l'ellébore noir est celui d'Hippocrate.
Dans les lieux secs.	Diurétique, astringent, d'un usage rare; plante qu'on appliquait sur les hernies, du temps d'Houiller; dont on donna ensuite la décoction dans les maladies des voies urinaires, dans le calcul, et que Gruhlmann employait en poudre dans la cataracte.
Dans les lieux très-humides.	La racine du houblon est apéritive, diurétique et d'un usage fréquent dans l'ictère et dans tous les cas qui indiquent cette classe de remèdes; elle est dépurative, antivénérienne, et peut suppléer la salsepareille, à laquelle Floyer la préfère; on croit qu'elle est lithontriptique: on mange les jeunes brouts en guise d'asperge, et leur abus peut donner lieu au pissement de sang, à l'incontinence d'urine. Cette plante sert à faire la bière et des cabinets de verdure.
Dans les bois, dans les champs.	Racine émolliente, maturative, qui peut suppléer, en cataplasme, les oignons de lys et autres bulbes, et qui n'est pas d'usage intérieurement.
Dans les bois, sur les arbres.	Aliment suspect, vertus médicinales indéterminées.
La noire est commune à Mandagout, à Breau, à Rogues, à Montdardier.	La jusquiame est très-narcotique, vénéneuse: Haller rapporte qu'un de ses amis, qui avait impunément avalé du napel, de l'apocyn et des baies de bella-dona, eut encore la témérité d'avaler de la jusquiame, qui le mit dans une sorte de démence et le rendit hémiplégique; état dont il fut guéri par les soins de Boërhaave. Il est connu que deux dames, vivant ensemble et dans la plus

GENRES.	ESPÉCES.	NOMS FRANÇAIS.	NOMS DU PAYS.
HYPERICUM. . . .	Androsœmum. . . .	Toute-saine.	. . . .
	Perfoliatum.	Perfolié.	
	Perforatum.	Perforé.	Erba dé St.-Jéan , Tréscalan jaouné.

<table>
<tr><td>

LIEUX
où elles croissent.

</td><td>

NOTICE
DE LEURS PROPRIÉTÉS MÉDICINALES ET ÉCONOMIQUES.

</td></tr>
</table>

grande intimité, qui s'étaient assises à portée d'une grande touffe de jusquiame, alors en fleur, se contrarièrent bientôt, pour la première fois de leur vie, se disputèrent avec chaleur, et enfin se battirent; scène qui se renouvela le lendemain à la même place, en s'accusant l'une et l'autre des torts de la veille : cette seconde scène fit connaître la cause d'un évènement aussi inattendu.

Les feuilles et les semences écrasées et avec du lait, en cataplasme, calment, comme par enchantement, toute sorte de douleurs, effet du spasme ou d'une tumeur inflammatoire.

La racine de la jusquiame est encore plus vénéneuse que les feuilles et les semences; elle cause une hydrophobie mortelle, si on l'avale; et cependant on emploie sa décoction dans le vinaigre pour calmer les maux de dents.

Il paraît que les médecins Grecs avaient connu l'extrait de jusquiame, dont l'usage s'est utilement accrédité depuis peu, et qu'on emploie avec succès dans la cataracte, mais sur-tout dans les mouvemens spasmodiques.

Je ne crois pas inutile de faire connaître une observation qui prouve, d'une manière bien évidente, la grande efficacité de cet extrait donné à propos.

Une jeune dame du département du Gard éprouvait depuis long-temps, et fréquemment chaque jour, des mouvemens convulsifs avec perte de connaissance (*eclampsia*); elle avait vainement fait beaucoup de remèdes; je lui proposai un tiers de grain d'extrait de jusquiame blanche, à prendre, dans demi-cuillerée d'eau fraîche, dès le premier soupçon du mal-être, qui ordinairement annonçait la prochaine invasion de l'accès, ce moment précis étant de rigueur; et il fut constamment observé, pendant près d'un mois, que l'attaque était conjurée, *nictu citiùs*, par l'effet de ce seul remède; aussi la malade l'avait toujours à côté d'elle, prêt à être avalé au besoin : je ne tardai pas à en porter la dose à demi-grain; les attaques n'eurent plus lieu; la malade, se croyant guérie, négligea l'usage de cet extrait; il survint long-temps après des menaces d'attaque; le même moyen, que je conseillai de nouveau à la dose d'un tiers de grain, les dissipait à l'instant, et depuis nombre d'années elles ne se sont plus reproduites.

<table>
<tr><td>

Très - commune par-tout.

</td><td>

L'*hypericum* est balsamique, détersif, vulnéraire, apéritif et contre-vers : l'antiquité la plus reculée le regarda comme anti-magique; ses succès lui firent donner le nom de *fuga dœmonum*, opinion populaire qui n'est pas encore entièrement éteinte.

Cette plante très-résineuse est journellement employée; elle offre un excellent remède dans la phthisie pulmonaire qui succède à l'hémoptysie, dont nous devons la publicité au grand Linné, et qui se prépare et s'administre comme il suit :

Prenez une poignée des sommités fleuries d'*hypericum*, faites bouillir dans quatre livres de vin blanc d'Espagne, jusqu'à réduction d'un tiers; coulez, pour en donner demi-livre le matin et autant le soir.

</td></tr>
</table>

GENRES.	ESPÈCES.	NOMS FRANÇAIS.	NOMS DU PAYS
HYPNUM.	Serpens.	Mousse	Moussa. . . . . .
ILEX.	Aquifolium.	Grand-Houx.. . . .	Grifoul, Agrévo
JUNIPERUS.	Communis. . . . . Oxicedrus. . . . . . Phœnicea. . . . . . Sabina.	Genévrier. . . . . . Faux cèdre. Sabine de Mont- pellier. Sabine.	Cadé. . . . . . Sabino.
IXIA.	Bulbocodium. . . .	Campane jaune , Aiou.	Coughioula. . . .
LACTUCA.	Virosa. . . . . Scariola. . . . . . . Perennis. . . . . . . Saligna.	Laitue vireuse. . . . Scariole. . . . . . . Vivace. A feuilles de saule.	Lachugo,Lachét Lachassou dé Broca. . . . . .
LAPSANA.	Communis. . . . . . Stellata. Rhagadiolus.	Lampsana , Herbe aux mamelles. . . .	Erba dé las tétino
LAVENDULA. . . .	Officinalis, Spica. . Stœchas purpurea..	Lavande, Aspic.. . Stéchas pourpré.	Espighét. . . . .
LEONTODON. . . .	Taraxacum. . . . . Hispidum. Hirtum. Tuberosum. Autumnale.	Dent de lion , Pis- senlit.	Piss'aou licch.. .
LITHOSPERMUM. .	Officinale. . . . . . Arvense.	Grémil , Herbe aux perles. . . . . . . Des champs.	. . . .

LIEUX où elles croissent.	NOTICE DE LEURS PROPRIÉTÉS MÉDICINALES ET ÉCONOMIQUES.
Sur les arbres, sur les rochers, les lieux humides.	Les espèces de mousse qu'on observe dans le canton sont si multipliées, qu'il me paraît inutile de les indiquer ici, puisque leurs vertus médicinales sont encore indéterminées.
Dans nos bois.	Vertus médicinales indéterminées. C'est avec la seconde écorce de cet arbrisseau qu'on prépare la glu ; le bois prend un beau poli, un très-beau noir ; les ébénistes le recherchent ; et les manches blancs de mail sont faits avec ce bois, qui est très-flexible.
Dans nos bois.	Les baies de genièvre sont diurétiques, toniques, stomachiques, anti-hydropiques, sudorifiques ; le bois a les mêmes vertus ; sa décoction est un bon sudorifique, utile dans les maladies vénériennes, et son efficacité est augmentée si on y ajoute des baies. La sabine a les mêmes propriétés, mais elle est plus vermifuge, détersive ; elle a une vertu emménagogue très-prononcée, sans cependant qu'on connaisse d'exemple, comme on l'a cru long-temps, que, mise sous la plante des pieds, elle procure l'avortement ; ce qui est démenti par des faits multipliés : les anciens s'en servaient comme vermifuge ; Galien l'appliquait sur l'ombilic des enfans ; on en saupoudre les ulcères fongueux, les os cariés et les poireaux vénériens, qu'on a soin de couper avant : il est rare qu'on la donne comme emménagogue, à cause de sa trop grande activité : les chevaux auxquels on en donne deviennent plus vifs, plus fringans. Le bois est recherché par les ébénistes.
Dans nos prés.	Vertus indéterminées.
Dans nos prés.	La laitue vireuse contient d'opium ; et Hoppe, professeur de botanique en Écosse, en a tiré : cette espèce
Commune.	est un puissant diurétique anodin, utile dans l'hydropisie et dans la colique néphrétique.
Par-tout.	Cette plante est rafraîchissante, laxative, très-employée pour guérir les gerçures du sein.
Dans les terrains incultes.	La lavande est résolutive, utérine, céphalique, anti-paralytique ; l'huile essentielle qu'on en tire cautérise les dents cariées et en calme les douleurs ; son eau spiritueuse relève les esprits.
Dans les prés et lieux herbides.	Les feuilles et les racines sont apéritives, diurétiques, très-savonneuses, propres à combattre les obstructions des viscères abdominaux, l'hydropisie, les maladies des reins ; l'extrait qu'on prépare avec les feuilles est d'un usage fréquent et très-utile.
Au bord des chemins.	Les anciens avaient cru que la semence du grémil était diurétique et qu'elle pouvait briser le calcul : l'expérience ne l'a pas confirmé, et cette plante n'est pas employée.

GENRES.	ESPÈCES.	NOMS FRANÇAIS.	NOMS DU PAYS.
LOLIUM.	Temulentum. . . .	L'Ivraie enivrante.	Jhôl. . . . .
LONICERA.	Caprifolium.	Chèvre-feuille. . . .	Saouva maïré. .
LYCIUM.	Europæum. . . .	Lyciéte.	Arnavés. . . . . .
MALVA.	Malva sylvestris. . .	Mauve.	Màoula. . . . . .
MARRUBIUM. . . .	Vulgare album. . .	Marrube blanc. . .	Mariblé. . . . . .
MATRICARIA. . . .	Chamomilla.	Camomille.	Coucoumilla. . .
	Parthenium.	Spargoute.	——— pudénta.
MENTHA.	Sylvestris.	Menthe sauvage. . .	Ménta. . . . . . .
	Viridis.	Baume.	Bàouma.
	Rotundi folia. . . .	A feuilles rondes .	Méntrasté.
	Pulegium.	Pouliot.	Pouliot.
MERCURIALIS. . .	Perennis.	Mercurielle.	Mourtaïróou ou Cagarello. . . .

LIEUX où elles croissent.	NOTICE DE LEURS PROPRIÉTÉS MÉDICINALES ET ÉCONOMIQUES.
Dans les champs.	Cette plante n'est pas employée en médecine, son usage serait dangereux par l'état d'ivresse et de stupeur qu'elle cause à tous les animaux.
Dans toutes les haies.	Vulnéraire, ophthalmique, dont on prescrit fréquemment la décoction des feuilles et des fleurs en gargarisme : on assure que les verrues frottées avec les fleurs, disparaissent.
Dans les buissons.	Ses feuilles ont été réputées anti-angineuses, répercussives ; leur décoction a été employée en gargarisme sans succès, et elle n'est plus usuelle : ce buisson est très-propre à former des haies.
Par-tout.	Toutes les espèces et toutes leurs parties sont très-mucilagineuses, adoucissantes, émollientes, diurétiques, d'un usage très-fréquent et très-utile en cataplasme, en fomentation, en lavement, en tisane.
Dans tous les chemins.	Vermifuge, emménagogue, apéritif, anti-hystérique, béchique, hépatique, utile dans l'ictère, les maladies du foie, de la rate, les obstructions, l'asthme humide, la phthisie, les maladies cachectiques ; dont les anciens donnaient le suc mêlé au miel dans les tubercules du poumon, et les feuilles infusées dans le vin pour pousser les règles.
Presque par-tout.	Les fleurs de camomille sont carminatives, résolutives, stomachiques, fébrifuges, anti-septiques, d'un usage fréquent et très-utile, en tisane, en lavement, en fomentation, et on en prépare une huile par infusion, qui est émolliente, anodine, résolutive.
Dans les lieux humides.	Incisive, vermifuge, carminative, anti-émétique, céphalique, utérine, emménagogue. Haller écrivait, en 1778, au professeur Gouan, que le pouliot était le plus puissant et le plus fidèle emménagogue, si, infusé à la dose de quelques poignées et deux onces de safran dans le vin blanc, au soleil et pendant trois jours, on donnait une cuillerée de cette infusion le matin à jeun ; Haller ajoutait : *Nunquam fefellit*, et Gouan l'a employée souvent avec succès.
Par-tout.	Laxative, émolliente, vermifuge, anti-ictérique, dont la décoction en lavement est d'un usage fréquent, ainsi qu'en tisane, dans l'ictère. On a peine à croire que Linné ait regardé cette plante comme suspecte, et que Wans-Lonne ait avancé que des personnes qui avaient mangé de celle de montagne, étaient mortes léthargiques : il n'est pas moins vrai qu'à Montpellier, de temps immémorial, on en met dans la soupe des enfans attaqués de vers ; qu'on y prépare un sirop de mercurielle qu'on donne intérieurement, et un miel qu'on ajoute aux lavemens. On lit dans Vogel que le suc exprimé de cette plante, pris tous les jours pendant deux mois et employé en pessaire, corrige la stérilité.

GENRES.	ESPÈCES.	NOMS FRANÇAIS.	NOMS DU PAYS.
MYOSOTIS.	Apula.	Scorpione, Gremillet, Oreille-de-souris.	Aouréilla-dé-rat. .
	Arvensis.	Des champs.	
NARCISSUS.	Poeticus.	Narcisse des poëtes.	
	Tazetta.	Multiflore.	
	Pseudo-Narcissus. .	Faux Narcisse. . . .	. . . . . .
NIGELLA.	Arvensis.	Nielle des champs. .	Aniélla. . . . . . .
OENANTHE.	Fistulosa.	OEnanthe fistuleux.	. . . . . .
OENOTHERA. . . .	Biennis.	Onagre, Herbe aux ânes, Bisannuel. .	Bétouéna sauvajha.
ONONIS.	Arvensis.	Bugrane, Arrête-bœuf.	Tanca-bióou. . . .
	Spinosa.	Epineuse.	
	Minutissima.	Très-petite.	
	Natrix.	Gluante.	
ORCHIS.	Globosa.	Satyrium globuleux.	. . . . . .
	Pyramidalis.	Pyramidal.	
	Mascula.	Mâle.	
	Maculata.	A feuilles tachetées.	

LIEUX où elles croissent.	NOTICE DE LEURS PROPRIÉTÉS MÉDICINALES ET ÉCONOMIQUES.
Commune.	Astringent très-douteux.
Dans nos prés.	Les Arabes avaient reconnu que les narcisses étaient anti-spasmodiques ; ils en employaient les bulbes en cataplasme ; et Galien , qui avait la même opinion , faisait préparer avec les fleurs une huile qu'il prescrivait , en liniment , dans les coliques. Malgré ces autorités , cette plante abandonnée resta long - temps dans l'oubli et y serait encore , si le docteur Dufresnoy n'avait eu l'occasion de se convaincre que les Arabes et Galien étaient fondés , et s'il n'avait employé l'extrait de cette plante , avec de grands succès , dans des convulsions , chez des femmes en couche et dans la coqueluche.
Dans les champs.	Plante inusitée, sans doute parce qu'elle a paru suspecte à de grands médecins , tandis que d'autres l'ont vantée comme vermifuge , propre à faciliter l'expectoration , à calmer les douleurs de colique , à provoquer le retour des règles et à augmenter la quantité de lait. On ne voudrait pas trouver dans des ouvrages très-estimés d'ailleurs et qui méritent de l'être , que cette plante , suspendue au cou , appelle une plus grande abondance de lait au sein , et qu'elle l'en écarte , si elle est suspendue au dos.
Dans les prés.	Plante très - vénéneuse.
Dans les canaux d'irrigation.	Vertus indéterminées : quelques campagnards, qui la prennent pour la betoine , la fument.
Dans les lieux arides.	Les médecins de tous les âges ont toujours regardé la racine d'arrête-bœuf comme diurétique , apéritive , résolutive , lithontriptique , anti - néphrétique , détersive , fondante , et l'ont employée avec succès dans tous les cas qui l'indiquaient. Galien avait observé que cette racine , prise en poudre à la dose d'un gros , le matin et le soir , pendant quelque temps , avait la propriété de résoudre les sarcocèles , et cette observation a été confirmée par plusieurs autres médecins.
Dans nos prés.	Les anciens, vraisemblablement déterminés par la forme et par le nombre des racines des *orchis*, leur avaient attribué une vertu aphrodisiaque que l'observation n'a pas confirmée ; néanmoins les racines de toutes les espèces sont nutritives et fournissent le salep , substance précieuse avec laquelle on prépare des gelées très-utiles dans les maladies de poitrine , dans les suppurations internes , dans les dysenteries et les affections des voies urinaires. Le salep ayant la propriété , par sa qualité mucilagineuse , de rendre les huiles solubles dans l'eau , fait que le chocolat , auquel on en mêle , est plus facile à digérer.

GENRES.	ESPÈCES.	NOMS FRANÇAIS.	NOMS DU PAYS.
ORIGANUM.....	Vulgare.......	Origan vulgaire...	....
OSMUNDA.....	Lunaria.......	Fougère lunaire..	....
	Regalis........	Royale.	
	Spicanthus.....	Des bois.	
	Crispa........	Crépée.	
OSYRIS.......	Alba.........	Rouvet blanc....	....
OXALIS.......	Acetosella	Surelle blanche. ...	Agréta saouvajha.
	Corniculata.....	Alleluia , Pain à coucou jaune.	
PŒONIA......	Officinalis......	Pivoine officinale..	Pivouèna......
PANICUM......	Dactylon.......	Panis, Millet, Dactyle, Chiendent.	Grò, Gran, ou Méliàouco....
	Sanguinale.....	Sanguin.	
	Crus galli......	Pied-de-coq.	
	Verticillatum....	Verticillé.	
PASTINACA.....	Sylvestris......	Panais sauvage , Faux-chervi....	Pasténago saouvajha......
PHLOMIS......	Herba venti....	Phlomide......	Saouvia, Bouscasso.
PHYSALIS......	Alkekengi......	Coqueret officinal..	......
PICRIS........	Echioïdes......	Vipérine.......	......
PIMPINELLA....	Saxifraga.......	Pimprenelle.....	Princinéta......
PINGUICULA....	Vulgaris.......	La Grassette.....	......

LIEUX où elles croissent.	NOTICE DE LEURS PROPRIÉTÉS MÉDICINALES ET ÉCONOMIQUES.
Sur les bords des chemins, dans les haies.	Résolutif, nervin, stomachique, anti-spasmodique, emménagogue, dont on retire une huile essentielle, qui, appliquée sur la carie des dents, en calme la douleur.
Dans les bois.	Inusitée.
Dans les buissons.	Vertus indéterminées.
Dans les prairies, au bord des chemins.	Cette plante est rafraîchissante, anti-scorbutique, antiseptique, fébrifuge ; on en retire l'oxalate acidule de potasse (le sel d'oseille) : elle peut être agréablement employée à des usages culinaires.
A Tessone.	Les fleurs de pivoine sont anti-spasmodiques et ne sont pas usuelles ; la semence a été reconnue, par Boërhaave et par Linné, émétique ; la racine est anti-spasmodique, céphalique, vermifuge, anti-épileptique. Il est absurde de prescrire la pivoine *mâle*, puisque cette plante est hermaphrodite.
Par-tout.	L'une des cinq racines apéritives mineures, très-utile dans les obstructions, propre à dissoudre les calculs biliaires, les engorgemens glanduleux et d'un usage très-fréquent. On peut en retirer des succès.
Dans les prés.	La racine est diurétique et résolutive ; rapée fraiche et appliquée sur les ulcères cancéreux, elle a de bons effets.
Sur les causses de Rogues et de Montdardier.	Vertus indéterminées.
Dans les vignes de Molières, de Bez et d'Arre.	Les baies sont rafraîchissantes, diurétiques, faiblement anodines, très-propres à pousser les urines ; elles sont utilement employées dans les maladies aiguës et dans les maladies chroniques: c'est avec ces baies qu'on préparait autrefois les trochisques dont Hoffmann faisait grand cas.
Dans les champs.	Vertus indéterminées.
Sur les rochers, dans les vieux murs, dans les prés.	La pimprenelle est faiblement astringente, diurétique, vulnéraire, tonique ; elle est utile dans le flux hémorrhoïdal immodéré, dans le pissement de sang, dans la dysenterie, et son infusion faite à froid, pour boisson ordinaire, long-temps continuée, réussit dans les pertes blanches.
Dans les prés.	La grassette est purgative, vulnéraire et n'est jamais employée en médecine. On assure qu'elle est funeste aux troupeaux, qui, pressés par la faim, se déterminent à la brouter, et qu'elle expose les bœufs à des abcès au foie, dont ils périssent. Les feuilles fraiches pilées et appliquées sur les gerçures du pis des vaches, les guérissent promptement, et plusieurs auteurs ont avancé que la même application guérit les sciatiques et les hernies des enfans.

GENRES.	ESPÈCES.	NOMS FRANÇAIS.	NOMS DU PAYS.
PLANTAGO. . . .	Major.	Grand Plantin. . . .	Plantajhé, Erba dé cin-costas. . . .
	Media.	Moyen.	. . . .
	Lanceolata.	Lancéolé.	
	Coronopus.	Corne-de-cerf. . . .	
	Psyllium.	Herbe aux puces. .	Grana dé gnicïro.
POLYPODIUM. . . .	Vulgare.	Polypode commun.	Poulipodou. . . .
	Phegopteris.	Phégoptère.	
	Filix mas.	Fougère mâle. . . .	Félzé bastard.
	Filix fœmina. . . .	Fougère femelle. .	Félzé.
	Aculeatum.		
	Rhæticum.		
	Fragile.		
	Dryopteris.		
	Fontanum.		
	Laptophyllum. . . .		
POLYTRICHUM. . .	Commune.	Le Politric.	. . . .
POPULUS.	Alba.	Peuplier blanc. . .	La Piboula. . . .
	Tremula.	Le Tremble.	Lou Tranblaïré.
	Nigra.	Le Peuplier noir. .	Lou Pibou. . . . .

LIEUX où elles croissent.	NOTICE DE LEURS PROPRIÉTÉS MÉDICINALES ET ÉCONOMIQUES.
	L'économie rurale, sur-tout dans nos montagnes, peut tirer grand parti de cette plante, qui donne une présure infiniment préférable à celle qu'on emploie communément ; qui est d'un usage général dans le Nord, qu'on prépare et qu'on emploie comme suit : Prenez des feuilles fraîches de grassette, écrasez-les dans un mortier, étendez-les dans un tamis, coulez dessus du lait, au moment qu'on vient de le traire et encore chaud. Ce lait ainsi coulé ne tarde pas à former un caillé très-consistant, qu'on peut conserver long-temps, qui ne laisse presque pas échapper du petit-lait, et devient une excellente présure dont on use comme suit: Prenez une cuillerée de la présure ci-dessus et mêlez-la au lait que vous voulez cailler.
Dans les chemins, au bord des haies Dans les pâturages secs. Dans les lieux stériles. Dans les lieux secs. Dans les lieux secs.	Les feuilles de plantain sont astringentes, vulnéraires ; on les applique utilement entières ou pilées sur les plaies, sur les ulcères, et leur suc arrête les hémorrhagies nasales. Les anciens recommandaient les racines comme fébrifuges: bientôt on leur refusa cette vertu. Quelques modernes les ont vantées ensuite, et l'opinion de Bergius les aurait accréditées, si, en annonçant, comme il le fait, qu'elles guérissent les fièvres du printemps, il n'eût ajouté qu'elles sont sans effet dans les fièvres d'automne. Les praticiens n'ignorent pas que les accès de fièvre du printemps ne sont jamais opiniâtres, et que le plus souvent ils cessent sans qu'on ait pris de remède.
Presque par-tout, dans les vieux murs, sur les vieux arbres. Les autres espèces dans les lieux frais, herbides.	Le polypode est laxatif, béchique, adoucissant, apéritif et très-usité. La racine de fougère mâle est emménagogue, anthelmintique précieux, sur-tout contre le ver solitaire ; elle fait partie de presque tous les remèdes qu'on a proposés contre cette espèce de vers. Bergius pense qu'elle peut procurer l'avortement et augmenter la quantité du lait. En Angleterre, en Hollande, on fait coucher les enfans rachitiques sur les feuilles de fougère sèches, et cet usage s'est propagé en France. Les autres espèces de fougère sont succédanées des précédentes.
Aux fontaines, dans les fentes des rochers humides, dans les vieux murs. Au bord de nos rivières.	Adoucissant, incisif, diurétique, toutes les vertus des capillaires. Les feuilles, les yeux et l'écorce du peuplier ont une vertu anodine, vulnéraire, astringente et fournissent un baume plus abondant dans les yeux ou boutons, qui est très-estimé dans les suppurations internes, dans les vieilles diarrhées, dans les dysenteries, et qui est le principal ingrédient de l'onguent *populeum*, si efficace dans les hémorrhoïdes. Les chatons, cueillis à maturité, donnent une espèce de cire.

14

GENRES.	ESPÈCES.	NOMS FRANÇAIS.	NOMS DU PAYS.
PRIMULA.	Officinalis.	Primevère.	Braïès ou Brago de couïoul. . . .
PRUNELLA.	Grandiflora. . . .	La Brunelle à grandes fleurs. . . .	. . . . . .
	Angustifolia. . . .	A petites feuilles.	
	Hissopifolia. . . .	A feuilles d'hysope.	
	Laciniata.	Laciniée.	
PRUNUS.	Spinosa.	Prunelier épineux. .	Agrunèlier. . . .
PULMONARIA. . .	Officinalis.	Pulmonaire officinal	. . . . . .
PYRUS.	Sylvestris seu Pyraster.	Poirier sauvage. . .	Pérussier ; le fruit Pérussas. . . .
QUERCUS.	Robur.	Chêne-blanc. . . .	Rouvé. . . . .
	Ilex.	Chêne-vert, Yeuse.	Élzé.
RANUNCULUS. . .	Ficaria.	Figuière.	Ranounclès. . . .
	Bulbosus.	Bulbeuse.	
	Repens.	Couchée.	
	Arvensis.	Des champs.	
RAPHANUS. . . .	Raphanistrum. . .	Raifort sauvage. . .	Rafanello. . . . .

LIEUX où elles croissent.	NOTICE DE LEURS PROPRIÉTÉS MÉDICINALES ET ÉCONOMIQUES.
Dans toutes nos prairies.	Cette plante a été long-temps employée comme céphalique ; son inefficacité l'a fait abandonner.
Très-commune.	La brunelle est vulnéraire, astringente, propre à arrêter les hémorrhagies, et bonne en gargarismes dans l'angine et les aphthes. Césalpin assure avoir guéri des charbons avec cette plante.
Dans tous les buissons.	Les fleurs de prunelier sont purgatives ; son écorce astringente, stomachique, fébrifuge ; son fruit, très-acerbe, fournit l'*acacia nostras*, et par une courte ébullition et sans aucun autre ingrédient, on en tire de très-bonne encre.
Dans tous les bois.	Incisive, béchique, succédanée de la bourrache, à laquelle on peut la substituer dans la pleurésie et dans l'asthme.
Sur les causses de Rogues et de Montdardier.	Le fruit du poirier sauvage, avec lequel on peut faire de bon poiré, n'est mangeable qu'autant qu'il est blèche.
Sur nos causses, un peu par-tout.	L'écorce, les feuilles, les fruits de l'une et l'autre espèce ont une vertu astringente et tonique. Leur bois est précieux pour le charronnage et pour le chauffage. L'écorce des jeunes chênes-verts est employée dans les tanneries.
Sur nos montagnes, dans nos prairies, aux lieux herbides, au bord des chemins.	Les renoncules sont très-âcres, vésicantes, vénéneuses ; et prises intérieurement, elles auraient les plus terribles effets et les suites les plus funestes. Leur application en vésicatoire, dans les douleurs sciatiques, a produit de bons effets sous les yeux de Baglivi et de Craff, sans causer autant d'irritation que les vésicatoires préparés avec les cantharides. Genre dont on n'a pas craint de proposer le suc de l'espèce la plus caustique, bien délayé et pris intérieurement, comme apéritif, fondant, tonique, détersif, utile dans les ulcères et catarrhes de la vessie, dans la dysurie muqueuse, les vieilles gonorrhées, et l'impuissance par atonie.
Malheureusement dans tous les champs, sur-tout parmi les seigles.	Plante irritante, vésicante, diurétique, anti-scorbutique, inusitée en médecine, dont les semences mêlées au pain, lui donnent des qualités très-dangereuses, qu'on sait aujourd'hui être la cause d'une maladie funeste, dont la première observation date de 1596, et qui, depuis cette époque, a souvent fait de grands ravages dans le nord de l'Europe, qui fut désignée par Rosen sous le titre de *morbus convulsivus epidemicus* ; par Ludolf, sous celui de *novus morbus spasmodicus convulsivus* ; et enfin, sous celui de *raphania*, par Rosen et par Linné, qui, après s'être assurés qu'elle était due aux semences du *raphanistrum*, lesquelles, mêlées au grain, communiquaient au pain des principes délétères, ont voulu par cette dénomination en indiquer la cause.

GENRES.	ESPÈCES.	NOMS FRANÇAIS.	NOMS DU PAYS.
RESEDA, ...	Sesamoïdes. . . .	Réséda , Gaude. . . .	. . . .
	Phiteuma, ...	Calciniére.	
RHAMNUS, ...	Catharticus. . . .	Nerprun officinal. .	Négré-put . . . .
	Infectorius., ...	Graine d'Avignon. .	Granéto. . . . .
	Alpinus.	Des Alpes , fausse Bourgéne.	
	Frangula..	Bourgéne , Bourdaine.	
	Alaternus.	Alaterne.	Alader.
	Paliurus.	Porte-chapeau. . .	Lous Capélés ou Maouvés.
RHINANTHUS. . . .	Crista galli.	Créte de coq. . . .	Crésta dé gal. . . .
RIBES, ...	Uva crispa., ...	Groseillier sauvage ou épineux. . . .	Agrimoulier ou Ocho. . . . . .
ROSA.	Eglanteria.	Églantier.	Agalancié. . . .
	Spinosissima. . . .	Trés-épineux.	
	Canina..	Kinorrodon ou Bédégar.	Grata-Quioul,
ROSMARINUS. . . .	Officinalis.	Romarin officinal. .	Roumanis.. . . . .
RUBIA, ...	Tinctorum, ...	Garance..	Rajustél. . . . . .

LIEUX où elles croissent.	NOTICE DE LEURS PROPRIÉTÉS MÉDICINALES ET ÉCONOMIQUES.
Dans les chemins.	Inusitée en médecine, quoique les anciens l'aient employée comme hépatique, apéritive, sudorifique... Utile dans l'art du teinturier.
Dans les haies.... Sur les causses de Rogues et de Montdardier.	Les baies de toutes les espèces de *rhamnus* sont purgatives et hydragogues ; c'est avec celles de nerprun qu'on prépare le sirop autrefois très-usité dans l'hydropisie, dans la goutte, et dont l'usage est presque abandonné à cause des douleurs d'entrailles qu'il procure le plus souvent. Le vert de vessie, utile dans l'art de la peinture, est le suc de ces baies, traité avec l'alun ou l'eau de chaux. Fraîches et vertes, infusées dans l'eau, elles donnent une couleur violette ; dans l'acide sulfurique, une couleur rouge ; traitées avec le sulfate d'alumine, une couleur violette ; avec la potasse, mélangée de carbonate de potasse en déliquescence, une couleur ferrugineuse, et avec le sulfate de fer, une couleur noire. Les baies de la seconde espèce, connues sous le nom de graines d'Avignon, donnent une teinture jaune, lorsqu'elles sont cueillies avant leur maturité, et c'est avec leur suc et le sulfate d'alumine qu'on prépare le stil de grain.
Dans les prés.	Vertus indéterminées.
Dans les haies, dans les bois.	Le fruit du groseillier sauvage participe du groseillier cultivé, mais il est beaucoup moins agréable.
Dans les haies, dans les bois.	Les fleurs fraîches du rosier églantier ont une vertu laxative ; c'est avec celles de la dernière espèce et non avec les fleurs des roses blanches de jardin, que les pharmaciens devraient préparer le sirop rosat solutif. Les fruits de cette dernière espèce sont diurétiques, et c'est avec leur pulpe qu'on prépare la conserve de kinorrodon, bon astringent. L'excroissance qui se forme sur les branches et qu'on désigne sous le nom de bédégars, et qui est la suite de la piqûre d'un insecte, est détersive, apéritive, et on l'emploie contre les goîtres.
Dans les bois.	Le romarin est un excellent tonique, nervin vulnéraire, anti-spasmodique, résolutif, très-propre à dissiper l'engorgement des glandes du cou, peu usité à l'intérieur, et cependant très-utile dans les affections humorales, dans les pâles-couleurs, les pertes blanches ; c'est avec cette plante qu'on fait l'eau de la reine d'Hongrie : les brebis, les chèvres en sont avides, et leur lait en acquiert une saveur très-agréable.
Dans les haies.	La racine est apéritive, diurétique, emménagogue, anti-rachitique, utile dans la goutte, contre les douleurs rhumatismales, la toux des vieillards, les maladies des os ; et sa décoction en tisane, adoucie avec du miel, parfumée avec l'anis, bue assidûment pendant un mois, détruit les boutons de la face, même la couperose : les os des volailles, des oiseaux et des quadrupèdes, dans la nourriture desquels on fait entrer cette racine ou sa décoction, deviennent rouges, et cette couleur est indélébile. Elle est d'un usage fréquent dans la teinture.

GENRES.	ESPÈCES.	NOMS FRANÇAIS.	NOMS DU PAYS.
RUMEX.	Acetosella.	Petite oscille. . . .	Piehota agréta. . .
	Digynus.	Digynie.	
	Acutus.	Aiguë.	
	Patientia.	Grande Patience. .	Rouzirbé , Bléts.
	Pulcher.	Sinué.	Rénébré.
	Aquaticus.	Aquatique.	
RUSCUS.	Aculeatus.	Houx-frelon. . . .	Verbouissé, ou Brézigou , ou Bouïs saouvajhé. . . .
RUTA.	Graveolens. . . .	Rhue officinale. .	Rúda. . . . . .
	Tenuifolia.	A petites feuilles.	
SAGINA.	Procumbens. . . .	Sagine rampante. .	. . . .
SALIX.	Vitellina.	Saule osier. . . .	Saouzé. . . . . .
	Fusca.	Saule plombé. . . .	Vijhés.
	Rorismarini foliis.	A feuilles de romarin.	Amarinét.
	Caprea.	Marseau.	Amarinos.
	Viminalis.	A longues feuilles. .	Amarinas.
	Angustifolia. . . .	A petites feuilles.	
	Alba.	Blanc	
	Helix.	Hélix.	
SALVIA.	Officinalis.	Sauge officinale. .	Sàouvia. . . . . .
	Pratensis.	Des prés.	
	Glutinosa.	Glutineuse.	
	Sclarea.	Toute-bonne. . . .	Touta - bona.
	Æthiopis.	Lanugineuse.	
	Verbenaca.	A feuille de vervène.	Prud'homé.

LIEUX où elles croissent.	NOTICE DE LEURS PROPRIÉTÉS MÉDICINALES ET ÉCONOMIQUES.
Dans les prés, les ruisseaux, les fossés.	Les feuilles de la petite oseille, comme de celle qui est cultivée, sont rafraîchissantes, diurétiques, anti-phlogistiques ; leur suc adoucit la causticité de celui de cochléaria, du cresson, et leur mélange forme un excellent anti-scorbutique : on ajoute les feuilles aux cataplasmes maturatifs. La racine de patience est apéritive, fondante, laxative, légèrement astringente, très-usitée et très-utile dans les embarras des viscères abdominaux, et dans toutes les maladies cutanées. L'oseille est d'un usage culinaire sain, et c'est de cette plante qu'on retire aussi, comme de l'oxalis, l'oxolate acidule de potasse (le sel d'oseille), propre à enlever les taches d'encre et de rouille.
Dans les haies.	Racine tonique, apéritive, diurétique, utile dans les maladies humorales, dans l'œdème, dans l'hydropisie.
Dans les endroits arides, sur les rochers.	Résolutive, anti-hystérique, anti-épileptique, vermifuge, emménagogue et ophthalmique, dont quelques gouttes de suc, instillées plusieurs fois le jour et long-temps sur les taches de la cornée transparente, les détruisent ; carminative, ayant des succès dans les douleurs rhumatismales ; alexipharmaque, et cependant presque abandonnée, peut-être à cause de sa fétidité, de son mauvais goût, et que les Romains employaient cependant en assaisonnement. Les femmes du peuple des départemens méridionaux en appliquent sur leur ventre, sur leur sein, pour remédier aux symptômes hystériques.
Dans les lieux sablonneux, sur les vieux murs.	Peut-être vulnéraire, mais inusitée.
Au bord des rivières, dans les ruisseaux et lieux humides.	Les feuilles sont astringentes, fébrifuges, bonnes dans la diarrhée, la dysenterie. Boërhaave les prescrivait en lavemens, en tisane ; il en donnait l'extrait aux poitrinaires. Des médecins ont cru qu'elle était propre à tempérer les ardeurs de Vénus ; fraîches, pilées et appliquées sur les tumeurs blanches des genoux, elles ont de bons effets. Les longues branches du saule servent à faire des cerceaux, des chaises. Les saules marsaux sont employés à lier les cerceaux ; les jeunes pousses ou les petites espèces servent à faire des paniers et autres ouvrages de vannerie.
Commune dans les bois et lieux incultes.	Résolutive, tonique, vulnéraire, utérine, céphalique, anti-paralytique, sternutatoire, utile dans les fleurs blanches, dans l'engorgement des gencives, les aphthes ; dont on prend les fleurs infusées comme le thé, trop estimées peut-être dans le Nord, et trop peu dans le Midi.

GENRES.	ESPÈCES.	NOMS FRANÇAIS.	NOMS DU PAYS.
SAMBUCUS.	Nigra.	Sureau.	Sambuc.
	Ebulus.	Yéble.	Ebous.
SAPONARIA.	Officinalis.	La Saponaire.	Sapounéta.
	Vaccaria.	Blé de vache.	
SATUREIA.	Montana.	Sarriète de montagne.	Saougrièjha.
SATYRIUM.	Hircinum.	Satyrium Bouquin.	
	Repens.	Rampant.	
SCABIOSA.	Arvensis.	Scabieuse des champs.	Véouzo.
	Acaulis.	Sans tige.	
	Succisa.	Mors du diable.	
	Columbaria.	Grande Colombaire.	
	Gramuntia.	Petite Colombaire.	
	Stellata.	A étoile.	
	Leucantha.	A fleurs blanches.	
SCANDIX.	Pecten Veneris.	Peigne de Vénus.	
	Chœrophyllum sylvestris.	Cerfeuil sauvage.	
SCIRPUS.	Acicularis.	Scirpe en aiguille.	Jhouns.
	Setaceus.	Sétacé.	
	Sylvaticus.	Des bois.	

LIEUX où elles croissent.	NOTICE DE LEURS PROPRIÉTÉS MÉDICINALES ET ÉCONOMIQUES.
Dans les bois, près des moulins, dans les lieux humides.	La seconde écorce fraîche du sureau est un purgatif hydragogue, usité dans l'hydropisie ascite, dans l'anasarque ; les feuilles sont purgatives, résolutives ; les fleurs légèrement anodines, diaphorétiques ; les baies sudorifiques ; les semences purgatives : le rob de sureau, très-usité comme diaphorétique, se prépare avec les baies mûres : ces baies servent à la teinture. L'yèble a les mêmes vertus ; sa racine est un purgatif hydragogue plus actif et bon diurétique.
Au bord des rivières et endroits frais.	Cette plante est dans toutes ses parties apéritive, fondante, sudorifique, détersive, dépurative, anti-vénérienne, et réussit très-heureusement dans l'ictère, les fleurs blanches, les empâtemens des viscères abdominaux, dans la cachexie, dans les maladies de la peau ; et les feuilles doivent être préférées à ses autres parties. Stahl, Septala, Boërhaave et Linné, la regardèrent comme un excellent anti-vénérien, et Bergius en conseille la tisane pendant le traitement mercuriel.
Sur les causses, dans les landes.	Plante apéritive, incisive, fortifiante, atténuante, utile dans la toux convulsive des enfans, céphalique, emménagogue, aphrodisiaque. Elle est d'un usage culinaire et corrige agréablement le goût sauvagin qu'ont les fèves de marais ; elle donne une excellente saveur aux petits fromages que préparent nos paysans, sous le nom de *pébérots*.
Dans les bois, dans les prés.	Les racines des satyrions fournissent aussi, comme les *orchis*, du salep, avec lequel on prépare des gelées, dont l'usage est avantageux dans la consomption, dans les maladies de poitrine, la dysenterie, et qui, mêlé au chocolat, le rend d'une digestion plus facile, parce que le salep rend l'huile de cacao soluble dans l'eau.
Dans les prés, au bord des chemins frais ; la dernière espèce dans les landes.	Plante anciennement très-recommandée comme astringente, béchique, sudorifique, propre aux maladies vénériennes, aux éruptions cutanées, qui mérite faiblement les éloges que lui ont donnés de très-grands médecins, et qui n'est presque plus d'usage.
Dans les champs et lieux herbides.	La première espèce est un anti-cancéreux peu usité, mais qui mérite l'attention des praticiens, puisque, appliquée par erreur comme une espèce de ciguë, elle produisit les meilleurs effets. La seconde espèce est résolutive, suspecte.
Dans les ruisseaux, les prés et lieux humides.	Vertus indéterminées ; mauvais pâturage.

GENRES.	ESPÈCES.	NOMS FRANÇAIS.	NOMS DU PAYS.
SCORZONERA. . .	Humilis.	Scorsonère petite. .	Escoursounèra. .
	Picroïdes.	Picride.	Terra-grépia.
SCROPHULARIA. .	Nodosa.	Scrofulaire noueuse	Erba d'aou cierjh
	Peregrina.	A feuille d'ortie.	
SEDUM.	Telephium.	Joubarbe, Trique-madame.	. . . .
	Cepæa.	Paniculée.	
	Reflexum.	Réfléchie.	
	Album.	Blanche.	Riz saouvajhé.
	Villosum.	Vélue.	
	Luteum.	Jaune.	
	Rubrum.	Rouge.	
	Purpureum. . . .	Pourprée.	
	Annuum.	Annuelle.	
	Stellatum.	Etoilée.	
SEMPER VIVUM. .	Tectorum.	Grande Joubarbe des toits.	Barbajhóou, ou
	Arachnoïdum. . . .	Araignée.	Gloujhou. . .
	Montanum.	De montagne.	
SENECIO.	Vulgaris.	Sénéçon vulgaire. .	Cardéco. . . . .
	Viscosus.	Visqueux.	
	Incanus.	Blanc.	
	Abrotani folius. . .	A feuilles d'aurone.	
	Jacobæa.	Jacobée.	
	Nemorensis.	Des forêts.	
	Saracènicus.	Sarrasin.	
	Gallicus.	Français.	
SERRATULA. . . .	Tinctoria.	Serrette des teintu-riers.	. . . . . .
	Arvensis.	Des champs ou hé-morrhoïdal. . . .	Caoussida.
SIDERITIS.	Romana.	Tétrahit ou crapau-dine romaine. . .	. . . .

LIEUX où elles croissent.	NOTICE DE LEURS PROPRIÉTÉS MÉDICINALES ET ÉCONOMIQUES.
Dans les prés.	Racine apéritive, savonneuse, très-employée par les anciens, en usage encore et recommandée pour les hypocondriaques et dans les maladies aiguës, sur-tout en l'acidulant avec le suc de citron. D'un usage culinaire et bon aliment: la dernière espèce est très-bonne; et si elle était cultivée, elle ajouterait un excellent légume à ceux que nous avons déjà.
Par-tout, dans les fossés, dans les canaux d'irrigation.	Recommandée par les anciens comme anthelmintique, anodine, sudorifique, vulnéraire, anti-écrouelleuse, anti-hémorrhoïdale, et jugée suspecte par Linné, Haller, Buchwald, Bergius, Vogel, Tournefort; dont les feuilles bouillies avec le séné en corrigent l'odeur nauséabonde, sans nuire à l'effet purgatif. Cette plante n'est d'usage qu'en application sur les ulcères et les plaies: les bonnes femmes croient que la racine, portée dans la poche par les hémorrhoïdaires, les soulage.
Sur les rochers, sur les murs.	Anodine, rafraîchissante, émolliente, détersive, vulnéraire, anti-cancéreuse, très-employée par les anciens, et dont l'usage s'accrédite encore journellement par des observations précieuses.
Sur les toits, dans les mêmes lieux que le *sedum*.	Vertus des *sedum*; la grande joubarbe appliquée assidûment sur les cors aux pieds, les détache à la longue.
Presque par-tout.	Le séneçon est émollient, rafraîchissant, très-bon en cataplasme et en fermentation contre l'angine, l'inflammation du sein et les tumeurs inflammatoires; on l'emploie aussi contre les vers: nos montagnards se servent de l'*abratoni folius* au lieu de tabac à fumer.
Dans les prés et lieux humides.	La serrette n'est pas employée en médecine, mais elle est employée dans la teinture; traitée avec le sulfate d'alumine, elle donne à la soie une couleur jaune très-solide, et une couleur verte si on la traite avec le sulfate de cuivre.
Dans les lieux arides.	Les anciens regardaient cette plante comme un bon vulnéraire, astringent, anti-spasmodique, emménagogue, ophthalmique, et l'employaient avec succès. Pourquoi les modernes ne la mettent-ils pas en usage?

GENRES.	ESPÈCES.	NOMS FRANÇAIS.	NOMS DU PAYS.
SISYMBRIUM. . . .	Asperum.	Sisymbre àcre, Cresson.	Créissous bastards.
	Aquaticum. . . .	Aquatique.	
	Nasturtium. . . .	Cresson de fontaine.	
	Altissimum. . . .	Très-élevé.	
	Sophia.	Thalictron des boutiques.	. . . .
	Irio.	Faux Velar.	
	Barbarea.	Herbe de Ste.-Barbe.	
SIUM.	Latifolium.	Berle, Cresson à larges feuilles. . .	Créissous fis. . . .
	Angustifolium. . .	A feuilles étroites.	
	Nodiflorum. . . .	Nodiflore.	
SMILAX.	Aspera.	Salseparcille d'Europe.	. . . .
SOLANUM. . . .	Dulcamara.	Douce-amère. . . .	Erba dé la loqua, ou Erba daou frangou. . . .
	Nigrum.	Morelle.	Maourella.
SONCHUS.	Tenerrimus. . . .	Laitron.	Lachaïrou ou Lachassou. . . . . .
	Arvensis.	Des champs. . .	Lachassou de la broca. . . . .
SPIRÆA.	Filipendula. . . .	Filipendule.	. . . . . .
	Ulmaria.	Reine des prés.	
TAMUS.	Communis.	Taminier, Sceau de la Vierge. . . .	Siéjhé-mari. . . .
TANACETUM. . .	Vulgare.	Tanaisie vulgaire. .	Tanarida. . . . .

LIEUX où elles croissent.	NOTICE DE LEURS PROPRIÉTÉS MÉDICINALES ET ÉCONOMIQUES.
Dans les eaux.	Plante d'un usage fréquent, atténuante, incisive, anti-scorbutique, diurétique, succédanée du cochléaria, beaucoup moins âcre, bonne dans les affections soporeuses, et qui, d'après Bonnet, Muschel, Zwinger et Haller, a guéri des pulmoniques qui s'en étaient nourris.
L'espèce *sophia* croit dans les champs.	
Dans les lieux aquatiques.	Anti-scorbutique, diurétique, emménagogue, succédanée du cresson de fontaine.
Dans les buissons.	Sudorifique, diurétique, anti-vénérien, qui peut suppléer la racine de squine dont elle a presque toutes les vertus.
Dans les buissons, presque par-tout.	La douce-amère est très-usitée; elle a de grands succès comme anodine, diurétique, diaphorétique, dépurative, expectorante, anti – scorbutique, emménagogue, anti-psorique et anti-vénérienne. C'est à Linné que nous devons la découverte de cette dernière propriété; il guérit un de ses domestiques qui avait des symptômes vénériens, en lui faisant boire, chaque jour, la décoction de 2 onces de tiges de douce-amère, dans 6 livres d'eau, réduites d'un quart par l'ébullition. Ce succès fit qu'il la comparait à la salsepareille, à la racine de squine, et depuis quelque temps on l'associe avec avantage aux traitemens anti-vénériens. La morelle a les mêmes vertus, mais elle n'est pas employée à l'intérieur, sans doute parce que les anciens la regardaient comme très-vénéneuse: néanmoins, quelques modernes en donnent l'extrait.
Sur les bords des chemins. Dans les champs.	Les laitrons sont inusités, et cependant ils sont apéritifs, humectans, savonneux. Dans toutes les Cévennes on en mange en salade et sur la soupe.
Dans les prairies et lieux humides.	Les fleurs sont faiblement anodines, et préférables à celles du sureau. La racine est astringente, apéritive, diurétique, anti – scrophuleuse, utile dans les cours de ventre, les pertes blanches; on en tire un très-bon amidon.
Dans les bois.	Plante suspecte aux médecins de tous les âges, qui n'est pas employée intérieurement, et que nos paysans regardent comme bon résolutif, et dont ils appliquent, avec succès, la racine écrasée sur les ecchymoses, suite des contusions.
Au bord des prairies.	Tonique, stomachique, anti-cachectique, emménagogue précieux, diurétique, résolutif; dont les semences surtout sont un très-bon contre-vers.

GENRES.	ESPÈCES.	NOMS FRANÇAIS.	NOMS DU PAYS.
TEUCRIUM.	Botrys.	Germandrée.	
	Scorodonia.	Botryde sauvage.	
	Flavum.	Jaune.	
	Montanum.	De montagne.	
	Polium luteum.	Pouliot jaune.	
	Scordium.	Scordium.	
	Iva.	Ivette musquée ou arthritique.	
	Chamæpitys.	Ivette.	
	Chamædris.	Petit-chêne.	Pichot Rouvé.
THAPSIA.	Villosa.	Tapsie vélue.	Flassadéla.
THESIUM.	Linophyllum.	Thésion à feuilles de lin.	
THLASPI.	Arvense.	Thlaspi.	Taraspi.
	Campestre.	Champêtre.	
	Montanum.	De montagne.	
	Alpestre.	Des Alpes.	
	Saxatile.	Des rochers.	
	Bursa pastoris.	Tabouret, Bourse de berger.	
THYMUS.	Vulgaris.	Thym vulgaire.	Frigoúla, Pota.
	Serpyllum.	Serpolet.	Serpoul.
	Acinus.	Basilic sauvage.	
	Minimum, odore citri.	Thym citronné.	
TRAGOPOGON.	Crocifolium.	Barbe de bouc à feuilles de safran.	Bouchin-barba.
TRIFOLIUM.	Melilotus officinalis.	Mélilot officinal.	Éntréfiol.
	Alpinum.	Des Alpes.	
	Rubens.	Rougeâtre.	
	Alpestre.	Alpin.	
	Incarnatum.	Incarnat.	
	Montanum.	De montagne.	
	Spadicum.	Spadicé.	
	Ochroleucum.	Ocreux.	
	Flexicaule.	A tige flexible.	

LIEUX où elles croissent.	NOTICE DE LEURS PROPRIÉTÉS MÉDICINALES ET ÉCONOMIQUES.
Dans les châtaigne-raies.	Toutes les germandrées sont stomachiques, toniques, résolutives, emménagogues, anti-goutteuses, anti-septiques et fébrifuges. Les lotions faites sur les parties gangrenées avec la décoction du *scorodonia*, ont eu plusieurs fois, sous mes yeux, les meilleurs effets. Tout le monde sait que l'électuaire diascordium tire son nom du *scordium* sixième espèce. L'*ivette* et le *chamæpitys* sont particulièrement regardés comme anti-goutteux, et le petit-chêne est très-familièrement employé par nos paysans comme stomachique.
Dans les fossés humides. Au bord des champs. Dans tous les bois.	
Dans nos prés.	Plante très-âcre, qu'on croit funeste aux vaches et qui élève des cloches douloureuses sur les jambes des personnes qui traversent les prés encore mouillés de rosée; dont Hippocrate faisait usage en infusion dans les ulcères de la matrice, et que Galien regardait comme un bon détersif. Des autorités aussi imposantes devraient, ce semble, encourager des essais prudens, qui peut-être conduiraient à des résultats heureux.
Dans les endroits secs. Dans les endroits secs.	Vertus indéterminées. Les thlaspi sont faiblement vulnéraires, astringens, odontalgiques, et d'un usage infiniment rare : cependant des auteurs célèbres les recommandent, d'après leur propre expérience, dans les hémorrhagies du nez, la diarrhée, la dysenterie, les pertes de sang, l'hémoptysie, le pissement de sang. La semence est proposée en infusion contre les sciatiques, et comme emménagogue. La racine fraiche du tabouret, introduite dans le trou d'une dent cariée douloureuse, soulage : on a avancé que toutes les espèces, mais sur-tout la première, placées en bouquet aux coins du lit, chassent les punaises : serait-ce à cause de l'odeur d'ail ?
Dans les lieux secs, incultes, sur les rochers.	Toutes les espèces de thym sont utérines, céphaliques, anti-paralytiques, incisives, stomachiques, carminatives, et possèdent les vertus des plantes aromatiques ; leur huile essentielle, dont on peut tirer du camphre, cautérise les dents cariées et en calme la douleur.
Dans les prés.	La racine du *tragopogon* est usitée comme savonneuse, humectante, apéritive ; elle est d'un usage agréable et utile dans la cuisine.
Presque par-tout.	Les fleurs et les semences de mélilot sont très-usitées en fomentation, en cataplasme et en lotion, en qualité de maturatif, de résolutif et de faible anodin ; les autres espèces ont vraisemblablement les mêmes vertus, mais ne sont pas usuelles.

GENRES.	ESPÈCES.	NOMS FRANÇAIS.	NOMS DU PAYS.
TURRITIS.	Hirsuta.	Tourelle , arabide hérissée.	. . . .
TUSSILAGO.	Petasites.	Tussilage , pétasite.	Paouta d'éga, o Paouta d'àzé. .
ULMUS.	Campestris.	Ormeau champêtre.	Oùn. . . . . . .
URTICA.	Pilulifera.	Ortie pilulifère. . .	Ourtiga. . . . .
	Urens.	Brûlante.	
	Dioïca.	Dioïque.	
VALERIANA.	Officinalis.	Valériane des boutiques	Valériano. . . . .
	Tripteris.	A trois ailes.	
	Montana.	De montagne.	
	Tuberosa.	Tubéreuse.	
	Rubra.	Rouge.	
	Angustifolia , varietas prioris speciei.	A feuilles étroites. .	Lachéto.
	Olitoria.	Laitue des moines ou Màche.	Doucéta, Ampou léta.

LIEUX où elles croissent.	NOTICE DE LEURS PROPRIÉTÉS MÉDICINALES ET ÉCONOMIQUES.
Le bord des chemins, les lieux secs.	Vertus indéterminées.
Au bord de nos rivières et lieux humides.	Les fleurs, les feuilles et la racine sont béchiques, incisives, apéritives, convenables dans l'asthme, la coqueluche, et propres à diviser les mucosités.
Sur toutes les places publiques.	L'écorce moyenne de l'ormeau était regardée par les anciens comme astringente, vulnéraire, et ils s'en servaient avec avantage dans l'hydropisie, dans les maladies inflammatoires et contre les éruptions cutanées : l'expérience de plusieurs modernes a confirmé l'opinion des anciens, et c'est sans doute ce qui a fait proposer l'écorce moyenne de l'orme pyramidal contre les dartres, remède qui fut long-temps en vogue, et dont on ne parle plus. Le bois des ormeaux est infiniment utile au charronnage.
Par-tout.	Le suc d'ortie est un astringent très-usité, qu'on donne avec succès dans toute espèce d'hémorrhagie, que Dioscoride appliquait sur les ulcères cancéreux et sur la gangrène, moyen négligé depuis très-long-temps, et que le docteur Dufrenoy a remis depuis peu en usage dans l'hospice militaire de Valenciennes, et qui, animé par le muriate ammoniacal ou par l'alcool et le muriate de soude, a conservé des membres gangrenés dont l'amputation était décidée. On a observé que le lait d'une vache ou d'une chèvre nourrie avec des orties, avait les meilleurs effets dans les maladies de poitrine. L'urtication, c'est-à-dire la fustigation avec des orties sur les membres paralysés, a eu souvent de grands succès ; et ce moyen, connu depuis Arétée, est trop négligé aujourd'hui. Schœffer a fait faire du papier avec l'écorce des orties, Olivier de Serre en avait fait tirer du fil : la décoction de la racine, traitée avec le sulfate d'alumine, donne une couleur rouge ; et Welsch assure que l'acier trempé dans le suc d'ortie est plus flexible et plus élastique.
Dans les prés, sur les rochers.	La racine de grande valériane est anti-spasmodique, anthelmintique, anti-épileptique, emménagogue, diurétique, ophthalmique, et d'un usage fréquent dans les convulsions, dans l'épilepsie, l'hystérie, la migraine, la faiblesse de la vue, et généralement dans toutes les maladies qui tiennent à des nerfs trop irritables. On a observé que cette racine réussit mieux dans les épilepsies par cause vénérienne, vermineuse, ou qui sont la suite de la masturbation, et qu'on ajoute à son efficacité, si on lui associe le quinquina ou la serpentaire de Virginie. La dernière espèce, connue sous les noms de laitue des moines, de doucette, de mâche ou d'ampoulette, fait une excellente salade.

GENRES.	ÉSPÉCES:	NOMS FRANÇAIS.	NOMS DU PAYS.
VERATRUM....	Album........	Ellébore blanc...	Varaïré, ou Lim-bôrou......
VERBASCUM....	Tapsus........	Moléne ou Bouillon blanc......	Lapassés, ou Fà-tarassa......
	Lychnitis......	Lichnite.	
	Nigrum........	Noir.	
	Phlomoïdes.....	Plomoïde.	
	Sinuatum......	Sinué.	
	Blatteria.......	Blattaire, ou Herbe aux mittes.	
VERBENA.....	Officinalis.......	Vervéne ou Verbéne officinale.....	Berbéno......

LIEUX où elles croissent.	NOTICE DE LEURS PROPRIÉTÉS MÉDICINALES ET ÉCONOMIQUES.
Presque par-tout.	La racine d'ellébore blanc est drastique, caustique, vénéneuse. Prise intérieurement et sans précaution, elle cause le vomissement, le choléra-morbus, des convulsions, des syncopes, l'aphonie, la cécité, la mort. Son application sur les plaies a fait subitement périr des animaux. Des effets aussi terribles auraient sans doute dû exclure cette racine des matières médicales, et la ranger dans la classe des plus dangereux poisons; cependant, Hippocrate et tous les pères de la médecine l'ont donnée avec succès dans la paralysie, l'hypocondriacie, la manie; et Gesner, qui mérita le nom de Pline d'Allemagne, dit qu'il en a très-souvent pris, non pour se purger, mais pour pousser du centre à la circonférence, et que la racine d'ellébore récrée, fortifie, ajoute à la gaîté, rend l'esprit plus subtil; qu'au reste, il écrit ce qu'il a souvent éprouvé sur lui-même et observé sur d'autres, ajoutant: *sed tenendus est modus.* Plusieurs médecins la proposent comme vermifuge, anti-asthmatique, emménagogue, contre la paralysie, les rhumatismes chroniques, les dartres, etc. etc. Néanmoins, un remède dont l'administration exige tant de prudence, tant de sagacité, de la part du médecin, et qui peut avoir des effets si différens, si imprévus, qui tiennent au lieu où la plante a végété, à l'époque de sa végétation lorsqu'on la cueille, à sa fraîcheur ou à sa sécheresse, doit, ce me semble, être relégué dans l'art vétérinaire, et ne trouver place qu'en séton dans les épizooties.
Par-tout.	Les feuilles du bouillon-blanc sont émollientes, anodines, astringentes. On les emploie en gargarisme ou en cataplasme dans les angines, contre les hémorrhoïdes. On mêle les fleurs dans la bouillie des enfans qui ont la dysenterie; on en prépare une tisane dans les rhumes, dans les affections de poitrine. Les anciens n'employaient que les fleurs du *tapsus*, du *phlomoides* et du *sinuatum*, et aujourd'hui on se sert indifféremment de celles de toutes les espèces. Aristote avait observé que la semence du *sinuatum* enivre les poissons; celles de tous les *verbascum* produisent le même effet.
Dans tous les prés et lieux herbides.	Plante inusitée aujourd'hui, qu'on a long-temps cru vulnéraire, astringente, fébrifuge, résolutive; que l'antiquité regardait avec vénération, et qu'elle plaçait sur les autels des sacrifices; qui est bien inférieure encore à l'opinion qu'en a conservée le peuple, qui la croit miraculeuse dans les obstructions du foie, de la rate, parce qu'appliquée en cataplasme sur les régions de ces viscères, elle colore en rouge ou en violet le linge qui l'enveloppe, et qu'on croit que cette teinte rouge ou violette est du sang qui était extravasé dans l'intérieur, et que la verveine attire en dehors.

GENRES.	ESPÈCES.	NOMS FRANÇAIS.	NOMS DU PAYS.
VERONICA.	Officinalis.	Véronique officinale ou Thé de l'Europe.	Véroniqua. . . . .
	Serpilli folia.	A feuilles de serpolet	
	Chamædris.	Faux Petit-chêne.	
	Anagallis.	Mouron d'eau.	
	Triphyllos.	Triphylle.	
	Verna.	Printanière.	
	Scutellata.		
	Becabunga	Faux Cresson.	
	Teucrium.	Petit-chêne.	Pichot Rouvé.
VIBURNUM.	Opulus.	Viorne , Obier. . .	Mila - flous. . . . .
	Tinus.	Laurier thym. . . .	Laourié - tin.
VICIA.	Sativa.	La Vesce.	. . . . . .
	Onobrychioïdes. . .	Sainfoin.	
	Sepium.	Des haies.	Véssaro.
	Cracea	Multiflore.	
	Lathyroïdes. . . .	Gesse.	
	Lutea.	Jaune.	Corna-biôou.
	Hybrida.	Hybride.	
VIOLA.	Odorata.	Violette odorante. .	Biéouléta. . . . . .
VISCUM.	Album.	Guy-de-chêne. . . .	Ghi. . . . .
VITES.	Lambrusca.	Lambruge , Vigne sauvage.	Lambrusca. . . . .
XANTHIUM.	Strumarium.	Petit Glouteron. .	Pichota Lampourda. . . . .

LIEUX où elles croissent.	NOTICE DE LEURS PROPRIÉTÉS MÉDICINALES ET ÉCONOMIQUES.
Au bord des chemins, la huitième espèce dans les ruisseaux.	Toutes les espèces ont une vertu tonique , détersive, stomachique , dépurative , apéritive , résolutive , vulnéraire, et sont d'un usage assez fréquent en guise de thé : la 4.e , la 8.e et la 9.e espèces sont anti-scorbutiques.
Dans nos bois.	Faible astringent inusité ; le bois est utile aux vanniers et sert à faire des tuyaux de pipe.
Dans les bois , les prairies et les champs.	La farine des vesces est résolutive , astringente et utilement employée en cataplasme : on peut en manger , et la plante est un bon fourrage.
Par-tout , absolument par-tout.	Les fleurs et les feuilles de violette sont émollientes , béchiques, légèrement purgatives. Baglivi regardait les fleurs comme spécifiques dans les convulsions ; et pendant la dernière guerre d'Espagne, la nécessité fit connaître que l'écorce de la racine de violette est succédanée de celle de l'ipécacuanha et qu'elle produit de bons effets.
Sur les chênes, sur les pommiers et autres arbres.	Le guy qui végète dans l'écorce et qui croit sur les branches de toute espèce d'arbres, excepté sur le figuier, plante dont les Druides tirèrent tant d'avantage , qui fut en grande vénération aux anciens Gaulois qui la regardaient comme un spécifique assuré contre le poison , capable d'assurer la fécondité des animaux, et que les médecins mirent ensuite au rang des anti-spasmodiques et des céphaliques les plus efficaces, n'est plus d'usage, parce qu'elle est reconnue n'avoir aucune vertu médicinale ; et l'économie veut qu'elle ne fournisse plus la glu qu'on tire aujourd'hui, à moins de frais, du houx.
Dans les bois , dans les haies.	Les fruits de la vigne sauvage ne mûrissent jamais ou presque jamais. Le sarment long , très-flexible , sert à faire des liens très-forts , préférables aux cordes pour les puits à roue, et peut servir d'appui dans les rampes d'escalier.
Au bord des chemins , au bord des prés.	Les feuilles du petit glouteron sont astringentes ; leur suc est anti-psorique, anti-scrophuleux, mais peu usité. On a avancé que cette plante a la propriété de teindre les cheveux en blond, presque jaunes.

MINÉRALOGIE.

On a lieu de présumer que nos montagnes recèlent quantité d'objets de minéralogie : des fouilles les découvriraient aux personnes instruites dans cette science, dont je n'ai aucune notion ; aussi dois-je me borner à indiquer ce qui frappa mes yeux, ou ce que la tradition m'a appris.

Neuf mines de charbon de terre ont été ouvertes à portée du Vigan ; on en trouve par-tout, il est très-abondant, et la qualité en est bonne.

La seule de ces mines qui soit actuellement exploitée, est située près de Cavaillac, commune de Molières, dans la propriété du sieur Dubare.

La seconde à Cavaillac, près du mas d'Arbous et de la rivière de Coudoulous, est séparée du territoire de la commune de Breau par le valat de Molières ; elle a fourni pendant long-temps quantité de charbon d'excellente qualité ; elle est abandonnée à cause de la quantité d'eau qui l'inonde, et des dépenses considérables, peut - être infructueuses, qu'il faudrait faire pour la mettre à sec.

La troisième, dont les travaux sont momentanément suspendus, est au pont d'Andou ou Fauquière, commune d'Avèze, dans les propriétés de M. le marquis d'Assas, de MM. Maurin et Voitel : la rivière de Coudoulous la sépare de la seconde.

La quatrième, que M. Foulquier, d'Avèze, a autrefois fait exploiter avec avantage, est dans la commune dudit Avèze.

La cinquième, à Caou-Valat, dans la possession de M. Pelon de Rochebelle.

La sixième, au mas de la Fabrègue, commune

d'Avèze , dans la propriété du sieur Mahistré.

La septième, audit mas de la Fabrègue, dans les possessions du sieur Argeliers.

La huitième, qu'on croit épuisée, est située au Buscaliou , commune du Vigan.

La neuvième à Coularon, près Vézénobre, commune du Vigan.

L'exploitation de ces dernières mines est interdite, parce qu'elles sont dans le rayon prohibé par la concession accordée à la Comp.ᵉ qui fait exploiter la première.

On trouve au hameau de la Curée, commune de Mandagout, et ailleurs, de la terre d'ombre et d'ocre très-propre à faire du brun-rouge.

Dans la même commune , du mica, du liége fossile; et à la jonction de la rivière de Bedous et Du Ganel , du marbre d'un très – beau gris de fer, uni et sans gerçures.

On croit qu'entre Mandagout et le Vigan , près du ruisseau de Bauquiès, il existe une mine de cuivre.

On trouve sur plusieurs points du canton, de l'ardoise bleuâtre, très-propre à couvrir les bâtimens.

Les schistes sont ici très-abondans ; les maisons de nos causses et de plusieurs communes rurales en sont couvertes ; et tout près du village de Montdardier, on en tire de couleur grisâtre, très-beau, cassant, de différentes épaisseurs, dont on fait des carreaux et des tables de toute dimension.

Dans la commune de Molières, nous avons deux carrières très-considérables de belle pierre de taille.

On connaît des mines d'alquifoux ou galène à Caou-Valat, à Bauquiès, commune du Vigan, ainsi qu'à la montagne de Tessone, où les habitans de Bez ont fait anciennement des fouilles.

On assure qu'il existe une mine de plomb au hameau de Mars, une autre entre la rivière d'Arre (Arauris) et le village de Bez, et on a lieu de croire que cette dernière a été exploitée.

Des indices, qui paraissent certains, signalent des mines de fer sous le village de Molières, et au valat de Clican, commune du Vigan.

Au pied du monticule sur lequel le village de Molières est bâti, à côté du ruisseau d'Esparon, dans la propriété d'Étienne Teissier, dit *lou Baylé*, il coule un filet d'eau qui, d'antique date, porte le nom de *foun de santat* (fontaine de santé). L'usage où étaient les gens du pays d'en boire pendant les chaleurs de l'été, s'est perdu : les réactifs auxquels je l'ai soumise, m'ont indiqué un principe ferrugineux.

Pareil fil d'eau qui, par les mêmes réactifs, manifeste le même principe, sourd aux deux tiers de la côte du Vigan à Montdardier, au-dessous du chemin dans le terrain du mas de Gardies : ces sources sont si peu abondantes, qu'on tenterait vainement de les utiliser.

Nous avons grand nombre de grottes très-curieuses par la quantité et les formes des stalactites et des stolagmites qu'on y trouve. Je ne négligerai pas de dire qu'il y a environ 50 ans, on trouva, dans une de ces grottes, une tête humaine et des ossemens qu'on crut pétrifiés, et qui n'étaient qu'incrustés d'une matière tophacée ; qu'ayant eu sous la main une vertèbre dont j'enlevai l'incrustation, l'os fut à découvert sans la moindre altération, et que la tête, qu'on envoyait en présent à un chanoine d'Alais, fut vendue à un Anglais, par la personne qui s'était chargée d'aller l'offrir.

FIN.

ERRATA.

Page 30, ligne 21, ne jouit d'aucun, *lisez* ne jouit d'aucune,

Page 37, ligne 7, diolecte, *lisez* dialecte :

Page 41, ligne 14, 242 litres, *lisez* 342 litres

Même page, ligne 26, composé, *lisez* composée

Au tableau n.º 5, page 50, au total de la colonne des hommes, 906, *lisez* 609

Au tableau n.º 8, ligne 1.ʳᵉ, rapport des naissances aux mariages au Vigan, |1,32, *lisez* |132

Au même tableau, ligne 9, |2,92, *lisez* |29,2.

Au même tableau, 1.ʳᵉ ligne, rapport des naissances aux mariages à Montpellier, |1,10, *lisez* |110

Au même tableau, ligne 10, |2,64, *lisez* |26,4

Page 89, ligne 14 (*máou pouréil*), lisez (*máou pourcil*);

Page 141, ligne 25 de la notice des propriétés médicinales et économiques du CLEMATIS, *pébé-roti*, lisez *pébérots*,

Au bas de la page 159 de la notice relative à la mercurielle, *Wans-Lonne*, lisez *Wans-Loane*

Page 175, colonne de la notice relative au SENECIO, ligne 24, en fermentation, *lisez* en fomentation

A la dernière ligne du même article, *abratoni folius*, lisez *abrotani folius*

Page 187, ligne 17, Du Ganel, *lisez* du Gazel,

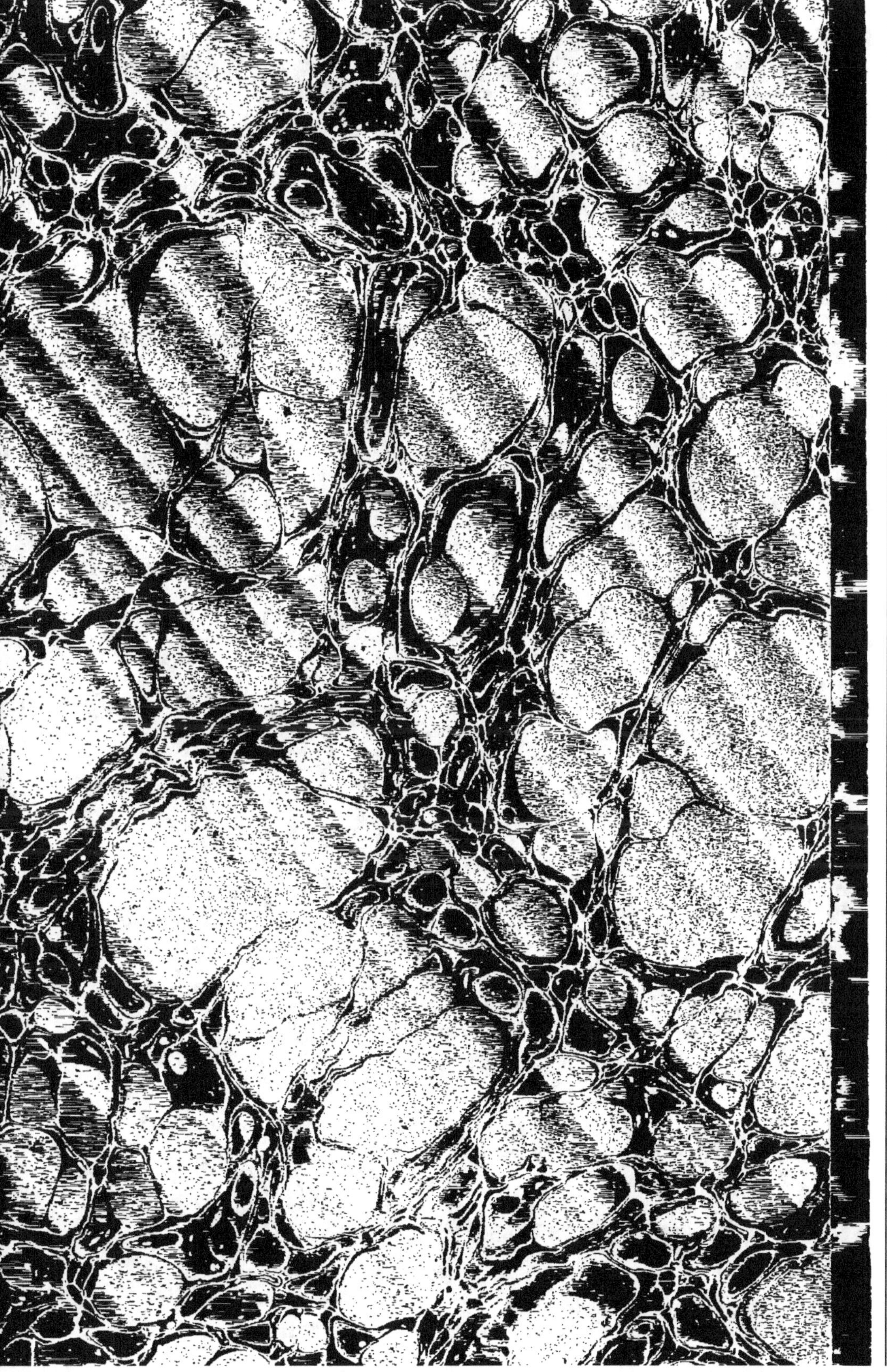